DIME QUÉ COMES
Y TE DIRÉ QUÉ SIENTES

DIME QUÉ COMES
Y TE DIRÉ QUÉ SIENTES

❭ *7 pasos para liberar la gordura* ❬
emocional y transformar tu vida

ALEJANDRO CHABÁN

ATRIA ESPAÑOL

Nueva York   Londres   Toronto   Sídney   Nueva Delhi

ATRIA
ESPAÑOL

Un sello de Simon & Schuster, Inc.
1230 Avenida de las Américas
Nueva York, NY 10020

La información contenida en este libro tiene un propósito educativo y no es para ser usada en diagnosis, prescripción o tratamiento de ningún tipo de trastornos de la salud. Esta información no debe sustituir la consulta con un profesional de la medicina competente. El contenido de este libro está concebido para ser usado como una contribución adicional a un programa terapéutico racional y responsable prescrito por un médico en ejercicio. El autor y la casa editorial no son en modo alguno responsables del uso indebido de este material.

Primera edición en rústica de Atria Español junio 2017

ATRIA ESPAÑOL y su colofón son sellos editoriales de Simon & Schuster, Inc.

Para obtener información respecto a descuentos especiales en ventas al por mayor, diríjase a Simon & Schuster Special Sales al 1-866-506-1949 o al siguiente correo electrónico: business@simonandschuster.com.

La Oficina de Oradores (Speakers Bureau) de Simon & Schuster puede presentar autores en cualquiera de sus eventos en vivo. Para obtener más información o para hacer una reservación para un evento, llame al Speakers Bureau de Simon & Schuster, 1-866-248-3049, o visite nuestra página web en www.simonspeakers.com.

Diseñado por Esther Paradelo

Impreso en los Estados Unidos de América

10 9 8 7 6 5 4 3 2

Datos de catalogación de la Biblioteca del Congreso

Names: Chabán, Alejandro, 1981–
Title: Dime qué comes y te diré qué sientes : 7 pasos para liberar la gordura
    emocional y transformar tu vida / Alejandro Chabán.
Other titles: Think skinny, feel fit. Spanish
Description: Primera edición. | New York : Atria Books, 2017. | Series: Atria español
Identifiers: LCCN 2016050072 (print) | LCCN 2016057079 (ebook) | ISBN
    9781501140532 (paperback) | ISBN 9781501140549 (eBook)
Subjects: LCSH: Weight loss. | Food habits—Psychological aspects. Self-care, Health.
    BISAC: HEALTH & FITNESS / Healthy Living. | HEALTH & FITNESS / Weight
    Loss. | SELF-HELP / Personal Growth / Self-Esteem.
Classification: LCC RM222.2 .C42 2017 (print) | LCC RM222.2 (ebook) | DDC
    613.2/5—dc23
LC record available at https://lccn.loc.gov/2016050072

ISBN 978-1-5011-4053-2
ISBN 978-1-5011-4054-9 (ebook)

ÍNDICE

INTRODUCCIÓN

UNA Y OTRA vez he escuchado a cantidad de personas decir: "Si bajo de peso, voy a dejar de estar solo", "Si bajo de peso, voy a dejar de estar deprimido", "Si bajo de peso, voy a poder ser más ágil". Yo mismo pensaba que al adelgazar al fin encontraría la paz y la felicidad que tanto anhelaba, al fin tendría amigos y pertenecería a un grupo, al fin recibiría el amor y la atención que tanto deseaba. Pero, ¿bajar de peso solucionó los vacíos que sentía? No. Sí, adelgacé 150 libras, un gran logro sin duda alguna, pero eso no solucionó la ira, la tristeza y el miedo que sentía por dentro. Eso no hizo que mágicamente aparecieran amigos en mi vida. Eso no me quitó esa sensación de soledad con la que había cargado en los últimos años. Porque sí, había adelgazado físicamente, pero me hice de oídos sordos en cuanto a mis emociones.

Al adelgazar sin sanar el alma y el corazón, sin prestarle atención a nuestra gordura emocional, sin amarnos, por más que lo tratemos de ignorar, el problema persiste. Ese dolor sigue ahí y ese vínculo enfermizo con la comida fácilmente nos puede volver a controlar. Por eso nosotros los gorditos y ex gorditos, ¡bajamos y subimos de peso un promedio de entre diez a veinte veces por año! Por eso, si no hacemos un cambio integral de adentro hacia fuera, si no curamos la gordura emocional, ese sube y baja seguirá apareciendo el resto de nuestras vidas.

Lo único que me ayudó a encontrar mi paz y felicidad fue cuando por fin me animé a enfrentar mis miedos, enfrentar mi realidad, identificar lo que me estaba sucediendo y comprender de dónde venía mi gordura emocional para así descubrir cómo debía hacer para sanar mi alma.

Hoy en día, muchos de ustedes quizás conocen mi historia de transformación, donde baje más de 150 libras en mi adolescencia, permitiéndome escribir mi primer libro *De gordo a galán*. Otros puede que me reconozcan como uno de los presentadores del programa matutino número uno de Estados Unidos en Univision, *Despierta América*, y otros cuantos puede que se relacionen conmigo a través del primer y único plan de dieta con sabor latino, Yes You Can!. Pero pocos saben toda la investigación y los estudios que he hecho para llegar a aprender todo lo que ahora voy a compartir contigo en este libro.

Mi misión de transformar e iluminar la vida de las personas me ha llevado a prepararme para así compartirles la mejor información. Me he tratado con innumerables terapeutas y guías, me certifiqué como nutricionista, he ido a un sinfín de conferencias de autoayuda, he entrevistado a decenas de profesionales en el área de la salud y la nutrición, he trabajado incesantemente para seguir aprendiendo, desarrollándome como ser humano, para mejorar no sólo mi salud física sino también mi salud mental y emocional. Pero lo más importante de todo es que, además de los conocimientos y la información especializada, he vivido en carne propia el proceso de obesidad, bulimia y anorexia. Sé exactamente lo que sentimos los gorditos, y puedo hablar desde la universidad de la vida, mi experiencia personal y la experiencia de miles de personas que han podido mejorar su calidad de vida con mi apoyo y motivación. Todo este conocimiento y aprendizaje es lo que me llevó a comprender por qué había llegado a ese grado de obesidad mórbida de adolescente, por qué me había permitido llegar a ese extremo, y es también lo que me ha preparado para hoy poder compartir mi experiencia emocional y física contigo. Al hacer esa conexión entre mi mente, mi cuerpo y mi alma hubo un cambio profundo en mí, una transformación integral y balanceada. Y eso es exactamente lo que quiero para ti cuando termines de leer este libro.

La paciencia y perseverancia son factores clave, pero si uno no mira hacia adentro, a nivel emocional, para entender qué está sintiendo y por qué, para hablarle al gordito que llevamos adentro y finalmente hacer las paces con esa parte de nuestra historia y vida, pues, sin dar ese tremendo paso, nunca estaremos del todo sanos. Porque no es cuestión de sólo lucir bien: hay que curar lo que hay adentro del corazón para estar bien por fuera. Somos un reflejo absoluto de nuestras creencias, emociones y pensamientos.

Todo el mundo habla de nutrición y dieta y los consejos sobre qué comer y no comer y los últimos ejercicios para verte espectacular, pero nadie resalta la necesidad de sentirnos espectaculares por dentro, nadie nos dice que para estar realmente bien, debemos no solo trabajar en lo físico, sino también en lo emocional. La salud emocional es fundamental. Va mucho más allá de la comida, de lo visible; tiene que ver con lo mental. Sí, es verdad, hay cantidad de libros sobre las emociones, pero ninguno me ha resonado en lo personal en conexión con la gordura. Ninguno de los que he leído le ha hablado directamente a mi gordito interior. Ninguno me hizo sentir que entendía mi lucha diaria para separar la comida de las emociones, para dejar de correr al refrigerador cada vez que me sentía ansioso, triste, aburrido, frustrado. Por eso decidí compartir mi historia con lujo de detalles, expresando lo que me había guardado hasta ahora sobre lo que fue para mí no solo mi lucha con la gordura física, sino también mi batalla con la gordura emocional. Porque si sabes lo nutricional pero no conoces lo que llevas por dentro, tus emociones, sentimientos y pensamientos estarán intactos y contaminados, lo que dará como resultado acciones poco saludables, por lo que ninguna dieta te va a funcionar como deseas. Dejarás que la comida te controle y no podrás controlarla tú a ella.

Tengo una amiga que se operó del bypass gástrico y rebajó

de peso físico, pero eso no le curó la herida emocional que llevaba por dentro. Sigue con las mismas ansiedades que la impulsaban a comer antes de la cirugía. Aunque le redujeron su estómago y esto la ayudó a adelgazar, su mente y sus emociones siguen hinchadas del dolor que carga en su alma, y eso no le permite vivir una vida plena y feliz. Muchas personas que logran adelgazar físicamente pero ignoran su peso emocional, con el tiempo, tienden a volver a engordar. Piénsalo. Quizás por eso no te esté funcionando tu dieta. La mente, el cuerpo y el alma realmente están totalmente conectados, por eso es tan fundamental aprender a cuidar de cada una de estas partes esenciales que tenemos para lograr una salud óptima en todas las áreas de nuestras vidas.

Ojo, este libro no te va a solucionar los problemas mágicamente. Eso depende de ti, de tu fuerza de voluntad, de tus ganas de cambiar, del compromiso que hagas contigo mismo para sanar tu alma. Lo que te ofrezco en estas páginas son las herramientas que te ayudarán a atravesar este camino. Te brindo 7 pasos clave para sanar tu alma, así como mi historia, anécdotas, tareas para poner en práctica tus descubrimientos personales, e historias de éxito para inspirarte a seguir adelante. El cambio en sí, dar los pasos necesarios para llegar al final de este camino, ese poder lo tienes tú y solo tú. Es más, si estás leyendo estas líneas, ya sé que esa fuerza de voluntad está ahí a tu alcance, deseando que le abras la puerta y le des luz verde para ayudarte a sanar tu cuerpo y tu alma. ¿Qué estás esperando? Tu momento es AHORA.

Lo que más deseo es que tú entiendas que para que todo lo demás funcione bien en tu vida, necesitas sí o sí sanar tus emociones. A mí me tomó años llegar a este momento, pero no tenía todas los métodos que tienes tú en tus manos ahora. De todas formas, no te voy a mentir, no es un camino fácil, ningún cambio profundo lo es, pero es lo mejor que puedes hacer por ti, por tu mente, por tu alma y por tu cuerpo, así como por los seres queridos que te rodean. Mi deseo más profundo para ti es que logres abrir tu mente y tu alma para reconocer tus dolores y transformarlos en luz.

Si estás intentando bajar de peso, pero no logras comprometerte y mantener esta meta, este libro es para ti. Si notas que cada vez que te pasa algo recurres a la comida para tapar el dolor, la angustia, el estrés, la tristeza o la frustración que estás sintiendo, este libro es para ti. Si sientes que no te deja respirar el peso que cargas en tu corazón y en tu alma, este libro es para ti. Si estás buscando tonificar el cuerpo y el corazón, este libro es para ti. Quiero ayudarte a perder ese peso emocional para que al fin puedas sentirte increíblemente bien y libre por dentro y realmente verte mejor que nunca por fuera. Yo sé que tú lo puedes hacer. Ahora necesito que tú tengas fe en ti mismo y en tu Dios para lograrlo.

Espero de todo corazón que te puedas ver reflejado en estas páginas, en estas palabras. Espero que mi historia y estos 7 pasos para adelgazar tu gordura emocional y sanar tu alma te ayuden a comprenderte mejor para que puedas descubrir lo que te viene jalando hacia atrás, para que puedas enfrentar el dolor y el miedo que no te permiten llegar a lo que tú deseas, para que puedas abrir las alas y volar hasta tu infinito, llegando a tu máxima potencia, para que puedas hacer las paces con las emociones que te engordan y para que puedas salir de este proceso física y emocionalmente más liviano. Al abrir este libro y leer estas páginas, estás abriendo una puerta hacia un futuro más sano y feliz en tu vida. ¡Te felicito! Este es el primer paso. Vas por buen camino.

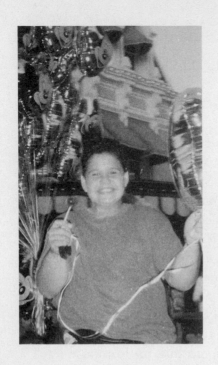
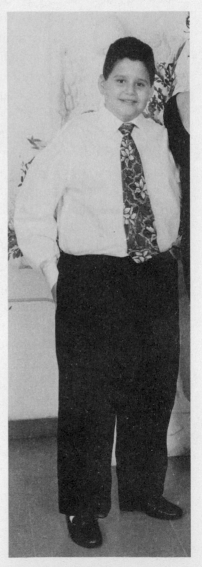

PRIMERA PARTE

¿Qué es la gordura emocional?

(UNO)

¿Soy gordo o estoy gordo?

TODOS EN ALGÚN momento hemos escuchado comentarios como: "Él es gordo pero bueno", "Qué cara tan tierna, qué pena que sea gorda", "A mí me gusta, pero tú sabes lo que dicen de los gordos", "No lo invites que es muy gordo" o "Es inteligente y simpática, bueno, no le queda más por ser así de gorda". Uy, cómo duelen estas frases, estas etiquetas que nos ponen cuando estamos pasados de peso. Nos llevan a mirarnos al espejo y hacernos preguntas: ¿De verdad me veo tan gordo? ¿Estoy gordo o soy gordo?

En este capítulo quiero platicarte de un tema casi íntimo: la talla. Mejor dicho, la figura, las dimensiones, el volumen, el peso, la robustez, el grosor, la corpulencia, la obesidad, es decir, ¡la famosa gordura! El tema del peso, como bien saben muchos, para mí es algo muy personal. Yo no nací gordo, de niño era delgado y ágil, pero poco a poco fui subiendo de peso hasta llegar a un momento crítico en plena adolescencia. Por eso sé muy bien lo que es no sólo estar gordo sino sentir que somos gordos y que ya no hay vuelta atrás.

Pero ¿qué significa estar gordo o ser gordo? Para algunos es cuando te aprieta la ropa o no te puedes abrochar el botón del pantalón, cuando no te animas a ir a la playa porque no quieres que te vean en traje de baño, cuando te enamoras de un vestido en una tienda, pero no hay en talla L o XL, o cuando te escondes si alguien quiere sacarte una foto. Para otros es cuando no te puedes poner calcetines cómodamente, cuando te cuesta caminar, cuando no puedes dormir porque sientes que no puedes respirar bien, cuando tu foto de perfil en las redes sociales es solo tu cara porque te avergüenzas de tu cuerpo o cuando levantarte de la cama o de una silla o subir unos escalones es toda una hazaña. Cada quien lo vive a su manera, pero el factor común es que, cuando estamos pasados de nuestro peso, todos nos sentimos incómodos y diferentes. La mayoría sentimos que somos gordos, pero ojo: no somos gordos; estamos gordos. Lo que sentimos cuando tenemos libras de más puede llevarnos a creer que somos gordos, pero la gordura es un estado que se puede cambiar. No es algo que debemos aprender a aceptar como un hecho. Tiene solución, podemos salir de esa situación.

> *No somos gordos; estamos gordos…*
> *la gordura es un estado que se puede cambiar.*

En mi caso, como en el de muchas personas, yo no me di cuenta de que había subido tanto de peso hasta que me encontré bordeando el límite de la obesidad, y aun así seguí comiendo y engordando más y más. A veces uno no presta atención a las señales del comienzo o simplemente no las quiere ver, y otras veces realmente no sabes ni tienes un ejemplo claro de lo que es estar en un peso saludable. Yo no estaba consciente de mi peso ideal ni del de nadie, ya que era un niño entrando en plena pubertad, en una familia que tiende a la gordura y celebra a los niños gorditos con cachetes pellizcables como si fueran lo más sano y bonito.

Mi mamá es venezolana y mi papá también, pero él es hijo de sirios, por lo tanto, cuando mis padres se casaron, mi mamá tuvo que aprender y adaptarse a sus costumbres árabes, la mayoría de las cuales gira alrededor de la comida.

De acuerdo a la cultura árabe, mientras más comida le hace la mujer al marido, mejor esposa es, por lo que mi mamá puso manos a la obra. Eso significaba que cuando yo llegaba del colegio a mi casa a almorzar, lo que para mí en aquel entonces era una comida normal, en realidad era un festín increíble. Un almuerzo de todos los días en casa consistía en arroz árabe —aquel que incluye unos fideos finos—, tabule, crema de garbanzos, pan, un plato con aceitunas y curtidos, muchacho en salsa, todo acompañado con refrescos o jugos espesos de fruta llenos de azúcar, porque así sabían mejor, claro. Y como si eso fuera poco, siempre terminábamos con postre y fruta —¡sí, las dos cosas!—.

Te debes estar preguntando, ¿pero acaso la comida árabe no es saludable? Pues, te puedo asegurar que esas combinaciones de carbohidratos y esas porciones no le pueden venir bien a nadie. Es más, las únicas ensaladas que comía en casa eran una de repollo y zanahoria, ensalada de papa o ensalada de remolacha, y en el aderezo nunca faltaban la mayonesa, la crema y el queso. Nunca vi a mi mamá cocinar brócoli o col de Bruselas. Cualquier cosa verde que aparecía en nuestra comida en general era como adorno, pero no era parte de un plato principal, ni siquiera de un acompañante. Y en la noche, aunque mi mamá pretendía que comiéramos más "liviano" que en el almuerzo, lo que cenábamos era un *hotdog*, una arepa o un sándwich de jamón y queso, cosa que en realidad no era nada saludable ni *light*.

Además de estas comilonas que eran cosa de todos los días en mi casa, todo todito todo en mi familia se celebraba con comida, desde los cumpleaños hasta las graduaciones, las fiestas religiosas, los nacimientos, lo que se te ocurra. Cada una de estas ocasiones involucraba una mesa llena de platos variados, siempre teniendo en cuenta que cuanta más comida había, mejor se veía tu familia, ya que la cantidad de comida en la mesa era prácticamente equivalente a tu prosperidad y bienestar. Lo mismo ocurría con los niños de la familia, mientras más gordito y redondito, más saludable y fuerte te consideraban, en especial a los varones.

En la familia de mi papá, cada uno de los hijos varones se llama Alejandro, como mi abuelo, por lo que mi abuelo se puso feliz cuando se enteró de que al fin mi papá también iba a tener a su propio Alejandro, que finalmente le llegaría ese último nieto varón tan deseado. Cuando mi familia supo que mi mamá iba a tener un varón, toda la fiesta giraba alrededor de su embarazo, y así fue que llegué al mundo, súper celebrado y bien recibido entre grandes comilonas. Y esa celebración se extendió a mi niñez. Mis abuelos paternos siempre me hacían todas las comidas que yo quería, mis favoritas, me daban todos los gustos. Es más, cuanto más gordito estaba, en sus ojos, mejor. A mi abuela le encantaba pellizcarme los cachetes y decirme que me veía sano, saludable, que era perfecto.

Poco a poco fui engordando más de la cuenta, pero lo único que recibía eran puros mensajes positivos. Sin saberlo, me estaban premiando por engordar. Lo que yo escuchaba era que así debía ser, que eso era estar bien, saludable. Es más, verme así los alegraba muchísimo porque sentían que me veía como un macho, como Superman, y que me estaba desarrollando como debía para el día de mañana ser un hombre fortachón y próspero. Y ni hablar de cómo me celebraba mi papá al verme comer tanto. En eso entraré en más detalle en los siguientes capítulos, cuando hablemos del papel que juegan las emociones en todo esto, cosa que comprendí mucho más adelante en mi vida.

De todas formas, en un entorno como ese, lleno de premios comestibles y celebraciones por los gorditos, ¿cómo iba a saber yo que mi aumento de peso no era saludable? ¿Cómo iba a saber si realmente estaba o era gordo? Pues, cuando por fin me di cuenta de que tenía sobrepeso, me costó mucho comprenderlo.

El primer momento que me sentí un gordito fue en el colegio en quinto grado. Para ese entonces yo tenía dos grupos de amigos: los venezolanos del colegio y los árabes del club al cual íbamos todos los fines de semana, de viernes a la noche a domingo. Al principio, cuando solo tenía unas pocas libras de más, en el club árabe yo era un niño sano, saludable, *cool*. Me alababan lo grande que estaba y lo mucho que estaba creciendo, y me celebraban la gordura. Me decían, "Eres igualito a tu abuelo", y eso me hacía sentir orgulloso y feliz. Pero poco a poco esto fue cambiando, ¡y ni hablar en el colegio! De pronto mi gordura pasó de papel secundario a papel principal en mi vida.

Por empezar, en el colegio, cuando salía a jugar béisbol con mis amigos me costaba correr de una base a la otra, no llegaba, y entre jadeos, sudor y frustración, escuchaba los gritos y las risas de mis compañeros que se burlaban: "¡No llegaste por ser un gordo de mier—!". Otros me gritaban, "¡Arepa con todo!" o "¡Shamu!" o "¡Gordinflón!" y fue ahí que empecé a entender que estaba gordo. Bueno, ¡como para no!, me lo comenzaron a recalcar a diario, pero lo peor llegó después, en la secundaria. Al principio no entendía por qué se burlaban y me decían tantas cosas. Pensaba: ¿Qué les pasa? ¿Será que sí de verdad estoy así de lento y así de gordo? *Yo no me veía así.*

Esos momentos, esas primeras burlas de muchas más que vendrían luego, fueron lo que me hizo abrir los ojos y comenzar a comprender que mi peso no era normal, que era diferente, que realmente estaba más gordo que los demás, que realmente estaba demasiado pasado de libras. Fue como prender una luz en un cuarto oscuro y finalmente ver lo que estaba ahí. Me cambió la perspectiva por completo. A partir de ese momento, cuando me vestía en la mañana para ir al colegio, estaba más consciente de que mi cuerpo no era igual al de mis compañeros; me sentía feo, inconforme, me molestaba mirarme, sabiendo que era diferente porque yo estaba gordo y ellos no. Al ponerme el pantalón, comencé a notar que se quedaba atascado debajo de algo extra, que había una parte de mi cuerpo que se abultaba y sobresalía por encima del pantalón, una gran panza que antes no había sido tan evidente. La elástica o el botón cada vez se me marcaba más, pero para ese entonces, sentir que un pantalón me quedaba súper apretado, a punto de estallar, era lo normal en mi vida. Me había acostumbrado a meter la barriga y aguantar la respiración para cerrarme el pantalón. Ya no recordaba lo que era ponerme un pantalón suelto y cómodo.

Este proceso de descubrimiento a veces me llenaba de tristeza y de ira, pero todavía no comprendía bien lo que me estaba pasando ni sabía todo lo que estaba por venir. Para ese entonces tendría unas cuarenta libras de más —todavía no había llegado a la obesidad mórbida que me aplastaría en los siguientes años en los que llegaría a pesar 314 libras—. De pronto, pasé de ser un gordito feliz e ingenuo que se creía *cool* y saludable, un gordito simpático que siempre andaba sonriendo, a sentirme inconforme y diferente, pensando que todo en mi vida tenía que ver con mi peso; que todo se veía afectado por esta carga.

EXCESO DE EQUIPAJE

Ahora que lo pienso, si me preguntas qué es estar gordo, qué se siente, creo que es justamente eso: una gran carga. La gordura es un exceso de equipaje que arrastras contigo las veinticuatro horas del día, todos los santos días. Es como irte de viaje por una sola noche y cargar con un equipaje para un año. Te pones la ropa de viaje, los zapatos, la cartera, llevas otros zapatos y unas chanclas por si hace calor, luego haces una maleta con la ropa, pero no sabes qué llevar, así que metes tres camisas en vez de una, cuatro vestidos en vez de dos, hasta que ya no te entra más nada en esa maleta, entonces abres otra y la empiezas a llenar de más cosas. Todo esto lo haces sin pensar que luego te va a tocar cargar con todo ese equipaje en el camino. Cuando al fin sales de tu casa, tienes tantas maletas, tanto peso encima, que ya no puedes caminar de la misma manera, ya no puedes expresarte de la misma manera, ni respirar, ni sonreír, porque todo tu ser se tiene que enfocar en cargar esas maletas. No tienes tiempo ni siquiera de disfrutar del camino ni el paisaje ni la gente que te acompaña, porque tu enfoque se centra exclusivamente en cómo mantener el equilibrio con todo lo que llevas encima.

Por otro lado, llega un momento en que cargas con tanto que la gente ya ni siquiera te puede ver. Tu verdadera esencia, tus ojos, tu cuerpo, tu sonrisa, tu personalidad, tu sensualidad, se van escondiendo debajo de todo ese equipaje. Se vuelve aislante y también se transforma en tu refugio. Claramente llamas la atención al pasar porque lo que ve la gente es una persona con ocho maletas encima, nueve pares de zapatos, treinta vestidos, cuarenta trajes. Al verte cargando con tanto, la gente te ve descuidado, desordenado, se sorprende, te evita. Ahora imagínate cargando con todo eso y tratando de sentarte en el asiento de un avión o entrando en un ascensor pequeño o intentando subirte a un juego en un parque de diversiones o simplemente yendo a un restaurante. Es un estorbo andante que te acompaña a todas partes.

> *De nada sirve que te ayuden a cargar*
> *un vestido o un par de zapatos cuando*
> *llevas encima todo un clóset.*

Piensa en todas estas escenas, ¿acaso no te voltearías a ver a una persona con tanto equipaje que no puede ni caminar bien? O quizás la ignores porque te incomoda o no sabes qué hacer para ayudarla. O quizás la observas y piensas que se ve desordenada, descuidada. De nada sirve que te ayuden a cargar un vestido o un par de zapatos cuando llevas encima todo un clóset. La realidad es que solo tú te puedes ayudar, pero muchas veces nos cuesta tomar esta decisión tan fundamental, y con cada día que pasas ignorando tu problema, te vas hundiendo más y más debajo de aquel peso extraordinario, un peso que no solo es físico sino que también se vuelve emocional.

Y con el paso del tiempo, como los seres humanos nos adaptamos fácilmente a circunstancias nuevas, llega un buen día en que te acostumbras a esta nueva forma de vivir, a tal punto que hasta tu esencia se quiebra y tu nueva fachada, tu nueva proyección hacia el mundo, se transforma en este equipaje que tú mismo ni conoces muy bien. Muchas veces es tan grande lo que cargas que ni siquiera tú mismo lo puedes ver. No te puedes voltear para observar lo que llevas atrás o encima porque cargas con tanto que casi ni te puedes mover.

Y ni hablar del tema de la salud. Imagínate el esfuerzo que tienen que hacer y lo que sienten tus piernas, tus brazos, tu espalda, tu cuello, los mismos órganos internos, todos diseñados para cargar un peso mucho menor al que llevas ahora. Día a día, tienes que levantarte de la cama con todo ese equipaje encima que tú mismo te fuiste amarrando y, seamos sinceros, ya no tienes la misma agilidad que antes. Cuando sales a la calle, al colegio, al trabajo, al mercado, caminas mucho más despacio, cada respiro es un esfuerzo, tus rodillas y tus pies te duelen, tu espalda te molesta, lo único que quieres es echarte en el sofá o la cama para que te deje de atormentar tu cuerpo, un cuerpo que te está pidiendo ayuda a gritos, pero que tú sigues ignorando. Y es que tu cuerpo no está preparado para todo ese maletero que día a día le sigues agregando. Con el tiempo, ese cansancio, dolor y zozobra diarios cada día te deprimen más y eso te lleva a un aislamiento aún más profundo. Te ahogas en tu soledad y tristeza, y, vencido, recurres a lo único que te satisface, lo único que te soporta, lo que no te grita ni se burla, lo único que te consuela: la comida.

Muchas veces ni te das cuenta de cuánto equipaje te has agregado hasta que llegas a tu punto límite, hasta que lo ves reflejado en los ojos de los demás. Y cuando al fin logras ver esta nueva imagen tuya, cuando al fin te das cuenta de la gravedad del asunto, ahí es cuando te detienes y piensas: ¿Cómo *llegué a este punto?* Y a eso le sigue una ola de ahogo y desesperación porque ya te acostumbraste tanto a cargar con todo eso que no sabes por dónde empezar para deshacerte de esas maletas extras y recuperar tu esencia.

Conozco muy bien esa sensación. Para cuando me di cuenta de que había llegado a un grado de obesidad mórbida, sentí que ya no había vuelta atrás, no tenía idea de cómo iba a hacer para sacarme todo ese peso de encima, no sabía por dónde empezar, y menos aún sabía que para realmente deshacerme de todo ese equipaje, no solo tendría que hacer dieta, sino también sincerarme con mis emociones y amigarme con el gordito que hasta el día de hoy llevo adentro, en lo más profundo de mi ser.

¿CÓMO HAGO PARA ADELGAZAR?

Quiero aclarar nuevamente que este libro no es un libro de dieta común. Aquí no te voy a dar consejos y recetas para adelgazar físicamente; lo que se encuentra en estas páginas son pasos para adelgazar y rebajar el peso de tu alma. Para realmente estar bien no solo te tienes que *ver* bien, sino que también te tienes que *sentir* bien. Y esa es la meta de estas palabras, estas páginas, estos capítulos. Quiero que te amigues con tu pasado, disfrutes de tu presente y te llenen de alegría las posibilidades de tu futuro. Sin embargo, sé muy bien que si tienes sobrepeso, una dieta sana y balanceada, suplementos naturales y una buena rutina de ejercicio y movimiento son fundamentales para adelgazar de manera saludable.

> Para realmente estar bien no solo te tienes que ver bien, sino que también te tienes que sentir bien.

Cuando al fin abrí los ojos y me di cuenta de que estaba demasiado gordo, comencé a probar todo tipo de dietas. Comía más, comía menos, dejaba de comer, pero nada funcionaba. Hice la dieta de la piña en la que almorzaba normalmente y el resto del día lo único que hacía era comer piña, pero eso incluía hasta torta de piña, ¿entiendes? ¡Pastel de piña! Claro, yo lo que leí era que había que comer piña... pues listo, ese pastel delicioso tiene piña, ¡adentro! Así funcionaba mi lógica. Es más, si hubiese visto un chocolate de piña, también me lo habría tragado.

En otra ocasión, en una reunión familiar, escuché a una de mis primas hablando con otra sobre la nueva dieta que estaba haciendo y paré la oreja para enterarme de qué era. En esa época y en mi ciudad natal de Maturín, Venezuela, el pensamiento común era: macho que se respeta no hace dieta. Es decir, el tema de las dietas era para las niñas, no era aceptado que un hombre lo hiciera. Por eso es que yo buscaba dietas a escondidas, en revistas o prestándoles atención a las mujeres de mi familia, a ver si alguna me funcionaba. Pues, esta vez, mi prima comentó que lo que más la estaba ayudando a quemar grasa, lo que realmente le estaba reduciendo el estómago, era tomar agua hirviendo. Lo pienso ahora y me estremezco. ¡Qué locura! Pero en aquel entonces, mi desespero era tal que yo estaba dispuesto a probar cualquier cosa, incluyendo agua hirviendo. Encima, la verdad es que se veía más flaca, lo cual solo me sirvió para entusiasmarme aún más.

Así fue que la siguiente mañana, antes de ir al colegio, bajé corriendo a la cocina cuando los demás estaban en sus cuartos preparándose para salir, calenté el agua hasta el punto de ebullición y, cuando vi que burbujeaba, me la serví en un vaso, respiré profundo y comencé a beber. Era tal el dolor que en realidad nunca llegué a terminar el vaso entero, pero tomé todo lo que podía aguantar porque pensaba que mientras más me dolía, más adelgazaría. Creía que valía la pena quemarme la boca, la garganta y el estómago con tal de rebajar. Al tercer buche de agua hirviendo no podía más, pero era tal mi desesperación por adelgazar que estaba dispuesto a hacer lo que fuera, y ahí es que se encuentra el peligro. Era horrible, y obviamente no funcionaba.

Pruebas lo que te digan, haces lo imposible, pero como no es una dieta balanceada y saludable, no funciona, y cuando llegas al tercer día, te subes a la balanza, no ves diferencia, te frustras y la dejas de lado en busca de otra solución mágica. Pasé de la piña al agua hirviendo y luego a los batidos de moda en aquel entonces, pero no veía diferencia alguna en mis medidas. Entonces, ¿qué pasaba? Pues, tiraba la toalla, me daba por vencido y, sintiendo que nada surtiría efecto, volvía a comer. Mientras tanto, mi mente se llenaba de pensamientos tristes, sentía que era un caso perdido: *Yo no sirvo para hacer dietas, no tengo remedio; es mi genética, es mi cuerpo; soy gordo.*

Lo que ocurre con todo este proceso es que nos tratan de vender soluciones mágicas y rápidas que en realidad no existen. Además de eso, como ocurrió en mi caso, a muchos nos falta información y no tenemos una guía clara para lograr adelgazar bien. Yo pensaba que estaba haciendo lo correcto, hasta había agregado una rutina de ejercicios a mi vida, cosa que hasta el día de hoy me cuesta porque nunca me interesaron ni los deportes ni los ejercicios, pero es algo que debemos hacer por nuestro cuerpo. Sin embargo, cuando comencé a hacer ejercicio para bajar de peso, lo único que hacía eran ejercicios aeróbicos. Me metí en un gimnasio e iba todos los días, pero evitaba la zona de pesas como si fuera la peste. Es que había leído o escuchado que si hacía pesas se me iba a endurecer la grasa. Y si se me endurecía, entonces jamás la perdería. ¡Cuán equivocado estaba! Las pesas en realidad no son nuestro enemigo. No endurecen la grasa, sino que tonifican nuestros músculos, lo cual no solo nos hace lucir mejor, sino que también nos ayuda a quemar más calorías, pero yo eso no lo sabía en aquel entonces. La falta de información puede causar mucho más daño de lo que te imaginas.

Si realmente quieres bajar de peso, necesitas paciencia, determinación y perseverancia. Es un esfuerzo, no es fácil, pero vale la pena por tu salud y tu felicidad. La vida está hecha para disfrutarla, para cumplir nuestros sueños y, para hacer eso, para disfrutar del camino, para llegar bien a tu destino, no puedes andar cargando con un exceso de equipaje que no te deja avanzar. Y cuando hablo de exceso de equipaje, no solo me refiero al peso físico, sino a lo que cargamos por dentro. Además de cambiar lo externo, necesitas prestar atención a tus sentimientos y a tu salud emocional. Para cambiar lo de afuera hay que sanar lo de adentro.

> *Para cambiar lo de afuera*
> *hay que sanar lo de adentro.*

Yo pasé años probando diferentes dietas, sintiendo aquella frustración al no ver resultados, tomando nota de cuáles funcionaban y cuáles no, estudiando, comprendiendo qué nos hace subir y bajar de peso. Me cansé de comer cosas insípidas que no se parecían en nada a mi querida comida latina. Fue por eso que, con toda esta información, comencé a desarrollar un plan de dieta que abarcara todo, desde la nutrición, el movimiento, los suplementos naturales, hasta la salud emocional: Yes You Can! (Yesyoucan.com). Te recomiendo que consultes y busques ayuda profesional para crear una dieta balanceada y una rutina de ejercicios saludable, ya que al hacerlo al fin lograrás ver un cambio en el espejo… ese bendito espejo que nos atormenta cuando tenemos unas libras de más. Es hora de que ese espejo se transforme en tu amigo. Está en tus manos dar ese primer paso.

Quiero aclarar algo más: hay muchos tipos de gordura —como la que está ligada a una enfermedad (por ejemplo, el hipotiroidismo), la que te pueden causar ciertas medicaciones o la que tiene que ver con un metabolismo más lento, para mencionar algunas—, pero en el caso de muchos de nosotros, el exceso de peso que llevamos encima está directamente ligado a nuestras emociones, a la *gordura emocional*.

Muchos recurrimos a la comida para tapar lo que sentimos. Comemos para llenar vacíos, olvidar traumas, apaciguar dolores que no queremos enfrentar, pero no nos damos cuenta de que la comida no es la solución. Sí, te puede reconfortar, puede sentirse como un mimo, te deleita los sentidos, pero al terminar de comer, ese dolor, ese vacío, sigue estando ahí adentro tuyo, ya que la comida es algo pasajero, pero lo que sientes, tus emociones, no desaparecen con un chocolate. Puedes comerte todas las delicias del mundo o hacer todas las dietas habidas y por haber, pero al final del día, si no te sinceras contigo mismo, si no llegas a la raíz del problema, no podrás llevar la vida feliz que te mereces. Te lo digo por experiencia. Cuando al fin descubrí mi gordura emocional y su causa, su raíz, recién ahí pude hacer clic y seguir adelante con mis sueños.

¿EXISTE EL GORDITO FELIZ?

Esta es una pregunta muy personal. No conozco cuál ha sido tu experiencia, qué es lo que has vivido, sentido, sufrido a través de los años de tu vida. Creo que es una pregunta que cada quien se tiene que hacer a sí mismo. Entonces, en este instante, te invito a que te hagas la siguiente pregunta: "¿Tú, gordito, eres feliz?". Antes de responderla, quiero que ahondes en tus sentimientos, en tus emociones, en tu corazón, en tu alma, porque quiero que la contestes con total honestidad.

Mi respuesta personal, basada tanto en mi vivencia como en las respuestas de las miles de personas que han llegado a Yes You Can! buscando bajar de peso, es: No, no existe el gordito feliz. ¿Por qué lo digo? Porque esa etiqueta la he vivido y sentido en carne propia cuando era gordo, y la realidad es que no era feliz. De vez en cuando podía sentirme contento, podía *estar* feliz, pero no *era* feliz. Eso de "gordito feliz", para mí, es como una máscara que nos ponemos para tapar lo que estamos sintiendo; es una excusa que utilizamos para no tener que enfrentar el verdadero problema, para evitar estar cara a cara con aquello que nos ha dolido toda la vida. Es la herramienta que usamos para cubrir el dolor de un divorcio, del abuso, del abandono, de la soledad y más. Actuamos como gorditos felices para cubrir las heridas del alma y el corazón.

Sin embargo, cuando hice esta misma pregunta en Facebook, sí, muchos estuvieron de acuerdo con mi postura, pero hubo varios que no. Muchas personas respondieron que sí existe el gordito feliz. Aparecieron hombres y mujeres defendiendo esta postura y diciendo que su gordura no les afectaba su nivel de felicidad. Y eso es válido también, ya que, repito, esta es una pregunta muy personal que está directamente ligada a nuestras experiencias de vida, cultura, entorno, familia y amigos. Pero lo que ninguno debe negar es el tema de la salud. Si tienes mucho sobrepeso, por más feliz que te sientas, tu cuerpo está sufriendo, eso es un hecho.

Las personas con sobrepeso físico son mucho más susceptibles a las enfermedades, y muchas ya se encuentran enfermas. Y cuando hay enfermedad, no puede haber verdadera felicidad. Cuando el cuerpo tiene un exceso de peso físico, sufren tus arterias, tu corazón, tus rodillas, tus pulmones, el cuerpo está débil, no está funcionando como debe, no está balanceado, y ese estado no puede ser sinónimo de felicidad.

El tema de la salud no me parece algo debatible, pero los sentimientos de cada quien hay que respetarlos. Es más, también podríamos preguntar si existe el flaquito feliz. La mayoría quizás diga que sí, pero no todos los flaquitos son felices. Al fin y al cabo, la verdad es que la felicidad no tiene un peso, la felicidad no depende de la balanza, la felicidad no depende de un número. No viene en libras, no viene en kilos, no viene en centímetros ni en tallas. La felicidad viene del alma, es una decisión que viene de adentro hacia fuera. Somos felices cuando realmente encontramos el propósito de nuestras vidas, cuando estamos saludables de cuerpo, mente y alma, cuando podemos enfrentar esos dolores y esos miedos que nos atormentan y finalmente sentirnos libres.

Por eso quiero ayudarte a sanar tu alma, a alivianar no solo tu cuerpo sino tus emociones, para que encuentres tu verdadera felicidad. No tienes idea de lo bien que te vas a sentir una vez que comprendas, aceptes y alcances tu salud emocional. Mi deseo para ti es que logres descubrir la raíz de tu dolor, de tu tristeza, de tus frustraciones, para que luego la puedas reemplazar con luz, libertad, paz, tranquilidad y alegría, para que al fin hagas las paces con tu pasado, te perdones, te aceptes, te ames y puedas comenzar a vivir tu presente e ir tras el futuro que mereces.

Pero primero, antes de sumergirnos en este tema tan importante, tenemos que comprender qué son las emociones, qué papel juegan en nuestras vidas y cómo nos afectan en nuestro día a día. Acompáñame en el siguiente capítulo mientras exploramos nuestros sentimientos y comenzamos a descubrir qué anda pasando con el gordito que llevamos adentro para poder realmente sentirnos mejor. Quiero que dejemos de vivir en el pasado, que nos liberemos de aquellas historias con las que cargamos, con las que nos castigamos a diario sintiendo culpa por algo que estaba más allá de nuestro control. Quiero que abramos los ojos y nos hagamos responsables por lo que sentimos *hoy* y así lograr, de una vez por todas, deshacernos del exceso de equipaje y embarcarnos en este camino hacia la sanación de cuerpo, mente y alma.

(DOS)

¿Qué son las emociones y cómo me afectan?

CUANDO PIENSAS EN la palabra "emoción", ¿qué se te viene a la mente? Quizás pensaste en una emoción en sí, como la alegría, la tristeza, el enojo, el miedo, o quizás sentiste una conmoción física, un escalofrío que ilustró esa sensación de felicidad, nostalgia o rabia que se te vino a la mente. Todos tenemos emociones. Todos sentimos algo cuando experimentamos un evento bueno, frustrante, amargo o "malo" en nuestras vidas. Todos nos alegramos cuando nos dicen algo positivo y todos nos quebrantamos o enojamos o asustamos cuando nos dicen algo negativo. Es parte de nuestro día a día.

Sin embargo, cuando dejamos que una de estas emociones que sentimos a diario controle nuestras vidas, cuando le damos rienda suelta a esa emoción, ahí es cuando comienza un sufrimiento persistente y tóxico. A partir de ese momento, esa emoción normal se transforma en un dolor que nos pesa por dentro, se convierte en una emoción tóxica, y poco a poco nos lleva a cargar con más y más maletas en nuestra alma, empezamos a subir de peso emocionalmente, lo cual hasta nos puede llevar a engordar físicamente.

Para evitar este efecto dominó que ocurre cuando permitimos que una emoción venenosa se aloje en nuestras almas, para comenzar a quitarnos de encima ese exceso de equipaje emocional, primero debemos comprender qué son las emociones. Al identificarlas, será más fácil comprenderlas y darnos cuenta de si alguna se ha vuelto tóxica y dolorosa en nuestras vidas.

Según numerosos estudios psicológicos, tenemos seis emociones básicas que aparecen al comenzar nuestras vidas como bebés:

1. alegría
2. tristeza
3. miedo
4. asco
5. ira
6. sorpresa

Es decir, a medida que aprendemos a expresarnos en ese primer año de vida, estas son las emociones básicas que se hacen innatamente presentes. Claro, a medida que vamos creciendo, las emociones van evolucionando y además de las básicas, aparecen otras como la preocupación, el estrés, la frustración y muchas más. Podríamos hacer una gran lista de todo lo que sentimos como adultos, pero prefiero que nos concentremos en las emociones básicas, porque estas influyen en todas las áreas de nuestras vidas y son la base de todas las demás emociones que experimentamos.

1. LA ALEGRÍA

Sonríes, tu cuerpo entero se siente más liviano, te ríes a carcajadas, corre una energía deliciosa por tu sangre, querrías que te dure para siempre esta sensación. ¿Qué es esto?: ¡la alegría! ¿A quién no le gusta sentir esta emoción? La alegría nos llena de esperanza, nos hace sonreír, nos impulsa a alcanzar nuestros sueños, nos da ganas de vivir. Es la emoción más grata, la que todos deseamos sentir a diario, la que nos hace gozar y celebrar nuestras experiencias y logros. Es la que nos mantiene positivos, la que nos aliviana el corazón y el alma, la que nos regala el buen humor. Alegría es lo que sentimos cuando al fin logramos una meta, cuando tenemos una experiencia positiva, cuando quien nos gusta le da *like* a nuestra foto, cuando nos ofrecen esa oportunidad de trabajo que tanto queríamos, cuando podemos comprarnos eso que tanto deseábamos, cuando suena la canción que tanto nos gusta en la radio y comenzamos a cantar solos… es lo que a largo plazo nos abre la puerta a la felicidad. Es vivir el cielo en la tierra.

Pero si viviéramos alegres todo el tiempo, si cada segundo de nuestra vida fuese alegre, no apreciaríamos todas las cosas y los momentos buenos de la misma manera; perderían su valor. Es más, aunque no lo creas, una alegría constante se puede transformar en una emoción tóxica, tanto es así que hasta hay un dicho chino que lo describe a la perfección: "Alegría extrema engendra dolor". Una alegría extrema es lo que hoy en día llamamos "manía", una manifestación exagerada de esta emoción básica. Cuando se llega a este extremo, esta emoción ya no se vincula con una experiencia, sino que aparece sin razón alguna, desubicada en el tiempo y el espacio. Es lo que nos puede llevar a sentirnos acelerados, desencadenados, pasados de rosca. Y muchas veces, después de un estado maníaco, de alegría extrema, llega un estado depresivo.

La alegría extrema también puede aparecer cuando estamos tratando de tapar otras emociones que nos duelen. Muchas veces sonreímos y nos hacemos los alegres para no mostrar el dolor que estamos sintiendo por las circunstancias en nuestras vidas, para evitar que nos pregunten lo que nos pasa, para evitar tener que enfrentar la raíz de nuestro dolor. Esto lo conozco bien porque es lo que hice cuando estaba gordo. Mi alma y mi corazón me pesaban, sentía tristeza, estaba desesperado, pero por fuera era el gordito simpático y alegre, el que hace chistes, el que le sonríe a la familia y no le cuenta nada para no preocuparlos. Esto tampoco es sano ya que es importante poder ser sincero y compartir lo que nos está pasando para así poder identificarlo, superarlo y seguir de largo. Como iremos descubriendo en las siguientes páginas, los extremos no nos sirven de nada. La meta final con las emociones es el equilibrio. Al fin y al cabo, ¿acaso no es divino sentir una alegría después de un momento de tristeza?

2. LA TRISTEZA

Estás más callado, te sientes algo más cansado, te pesan el alma y el corazón, piensas en el pasado, reflexionas sobre lo que te acaba de pasar o lo que te está pasando, respiras profundo, te quedas en el recuerdo con la nostalgia de lo que fue o lo que pudo haber sido, lloras. Esa es la tristeza tocándote a la puerta. A nadie le gusta sentirse triste, pero es algo que nos pasa a todos en diferentes momentos de nuestras vidas: al terminar una relación, cuando estamos lejos de nuestra familia, si nos quedamos sin trabajo o cuando perdemos a un ser querido. Muchas cosas que nos pasan en el diario vivir nos pueden causar tristeza, es normal. Desafortunadamente, la mayoría aprendemos desde niños a evitar esta emoción a toda costa. Sentimos que no es buena, que no debemos estar tristes nunca, pero en realidad es todo lo contrario. La tristeza es buena y necesaria.

El problema es que hoy en día nos hemos acostumbrado a la fantasía que publicamos en las redes sociales en la que parece que todo el mundo está "feliz", ya que nadie publica sus miserias. Hemos ido aprendiendo a huirle al dolor y vivir en un mundo donde todo es placer. Pero ese placer constante no existe, no es real. ¿Y sabes qué? Estar triste de vez en cuando está bien, es lógico, es normal, es lo que nos brinda un equilibrio sano en nuestras vidas, es parte de la buena salud emocional. Nos ayuda a detenernos y reflexionar acerca de lo ocurrido, nos ayuda a darle cierre a una etapa o a un capítulo en nuestras vidas, nos ayuda a aprender y crecer y nos ayuda a apreciar los momentos buenos venideros. Pasar por un dolor o una tristeza nos hace apreciar el triple las alegrías en nuestras vidas. Si nunca sintiéramos tristeza, no gozaríamos tanto de la felicidad. Para saber que estás feliz, necesitas conocer la tristeza.

Ahora bien, como todas las emociones, llevada a un extremo puede tener un efecto paralizante. Cuando la tristeza se vuelve una emoción tóxica, cuando se vuelve permanente, cuando se apodera de nuestras vidas, entramos en un estado de depresión donde sentimos que nada vale la pena. La tristeza extrema te quita las ganas de vivir, te hace sentir que llevas el peso del mundo entero sobre tus hombros, se te hace difícil hasta levantarte de la cama, te aísla de tus seres queridos y hasta te puede llevar a tener pensamientos suicidas. Esta emoción cuando se vuelve tóxica se convierte en algo sumamente peligroso no solo para tus ánimos sino para tu salud. Si sientes que estás en un hueco oscuro y no puedes ver la luz al final del túnel, no dudes en buscar ayuda profesional. Si tú solo no logras equilibrar esta emoción que te destruye, busca alguien, un familiar, un profesional, un amigo o un grupo que te impulse hacia esa luz que no puedes ver, que te brinde el apoyo y la ayuda que necesitas para no ahogarte en tus lágrimas. No tengas miedo de reencontrar tu alegría, ¡tú te la mereces!

3. EL MIEDO

Tu corazón deja de latir un segundo, te paralizas, te quedas en el medio del camino, sientes que tu estómago se vuelve un nudo, se te ponen los pelos de punta, quieres salir corriendo: ¡tienes miedo! El miedo es primordialmente una emoción de supervivencia. Si te acercas al borde de la cima de una montaña, lo más probable es que sientas miedo de caer por el precipicio y des un paso hacia atrás. Si estas por cruzar la calle y vez que viene un auto a toda velocidad y en vez de frenar, acelera, el miedo te va a hacer saltar a la acera para que no te atropelle. Cuando el miedo está equilibrado, al sentirlo nos está anunciando que estamos enfrentando un verdadero peligro. Sin embargo, muchas veces desarrollamos miedos por cosas que en realidad no significan un peligro en nuestras vidas, y si no tomamos conciencia de esto, el miedo fácilmente se puede convertir en una emoción tóxica que no nos deja avanzar por temor a peligros que en realidad no existen.

A través de la vida, además de los miedos primordiales que nos ayudan a evitar verdaderas situaciones de peligro, también vamos adquiriendo miedos irracionales adicionales en relación a las experiencias que hemos vivido. Por ejemplo, si te has caído de un caballo y te has lastimado, es muy posible que le agarres miedo y no quieras volver a montar. También puedes adquirir miedos al observar lo que les ha pasado a otras personas. Si sabes que a tu primo le robaron el reloj cuando estaba esperando el autobús, es probable que le tengas miedo a esa parada de autobús y la evites para que no te pase lo mismo.

Hay personas que son más miedosas que otras, pero llevado a un extremo, el miedo realmente te puede paralizar. Cuando el miedo se vuelve una emoción tóxica hace que sientas miedo por cosas que lógicamente no deberían causarte esta emoción. Hay personas que le tienen miedo al éxito, otras a las que les da miedo cualquier situación social y a algunas hasta les da miedo salir de su casa. En realidad, el miedo lo aprendemos desde niños, cuando nuestros padres, para protegernos, nos dicen, "¡Cuidado!", o la tan sonada palabra "NO", o cuando nos castigan y amenazan para que dejemos de hacer algo. Como todas las emociones, una dosis equilibrada del miedo en nuestras vidas es saludable y esencial para sobrevivir, pero llevado al extremo nos puede poner la vida en pausa indeterminadamente, y nadie quiere vivir así. Me imagino que te estarás preguntando: "Miedo… ¿saludable?". Sí, el miedo es necesario porque posibilita evitar algo doloroso, ya que es un mecanismo de defensa que está tallado en el ADN de los seres humanos. Eso que está en el cuerpo se activa ante el peligro y permite responder con mayor rapidez y eficacia ante las adversidades. Fue aprendido por los primeros habitantes de la Tierra y forma parte del hombre. Tenemos que identificar y enfrentar los miedos ilógicos que sentimos, para así quitar esas piedras de nuestros caminos, apretar *play* y seguir avanzando, viviendo plenamente la historia que el destino nos ha puesto por delante. La única manera de vencer ese miedo que te paraliza es atravesándolo con la acción. El miedo es natural pero saberlo vencer es ser valiente. ¡Lo que te espera es algo maravilloso!

4. EL ASCO

Frunces la nariz, te tapas la boca, miras para otro lado, lo que quieres es alejarte ya. ¿Qué es esta sensación desagradable? ¡El asco! ¿Alguna vez oliste leche podrida? Uy, qué asco, ¿no? Obviamente no te la vas a tomar así. Es más, al olerla, hasta te pueden dar nauseas. ¡Y qué suerte que así sea! Si no le haces caso a ese asco que te causó ese olor, lo más probable es que termines el resto del día encadenado al baño pagando el precio de no prestarle atención a esta emoción. El asco nos causa una reacción física instantánea, nos protege de comer algo en mal estado y de esta manera nos ayuda a sobrevivir.

El asco es una emoción más bien del momento. Básicamente ocurre cuando sentimos un fuerte desagrado por algo, como el olor a podrido. Es la emoción que nos lleva a bañarnos para no oler mal o sentirnos desagradables. Al ser una emoción momentánea, en realidad no se vuelve tóxica, pero sí puede ser la puerta hacia una emoción tóxica. Llevado al extremo, si sientes asco por todo, todo el tiempo, vivirías una vida en donde todo te resulta repugnante, y eso le puede abrir la puerta a que una emoción como la tristeza o la ira se instalen en tu alma y se vuelvan tóxicas.

Permite que el asco te sirva de protector para no hacer o comer algo que te caiga mal y no dejes que reine tu vida, porque si no vivirás sin experimentar el placer, que es una de las puertas hacia la alegría.

5. LA IRA

Se te acelera el corazón, se te sube la sangre a la cara y te pones rojo tomate, respiras fuerte, tienes ganas de gritar y pegarle a algo, eres como un volcán a punto de estallar: ¡sientes ira! Todos hemos sentido ira, enojo, rabia alguna vez en nuestras vidas, seguramente más de una sola vez. Esta emoción aparece cuando sientes que te han hecho una injusticia, cuando sientes que no te comprenden, cuando te empujan al límite de tu paciencia, cuando alguien te ha traicionado, y en miles de situaciones más a través de la vida. Es otra emoción básica y normal en el hombre, nos ayuda a defender lo nuestro, pero debemos tener mucho cuidado, porque esta emoción fácilmente se puede volver tóxica.

Una cosa es tomar acción ante una injusticia, y otra es reaccionar a todo y enojarse todos los días por cualquier razón. Cuando esta emoción se vuelve tóxica, la lógica y el razonamiento salen volando por la ventana. Crees que todo lo que te dicen es un ataque, sientes que necesitas mantener las defensas altas a toda hora. Cuando alguien te viene a decir algo, tú le respondes a los gritos, la comunicación es nula. Esto pone en peligro no solo tu estado mental sino también tu estado físico. Vivir enojado, vivir con ira, es llenar tu cuerpo de una energía venenosa y tenerlo en estado de alerta constante, pensando que todo y todos te están por atacar. Significa un gran desgaste físico y mental. Además, esa agresión que nace de la ira te lleva a decir cosas de las que luego te arrepentirás. Les haces daño a los demás en el camino, lo cual solo te hace sentir peor. Yo conozco muy bien a esta emoción, porque pasé por un momento sumamente agresivo en mi adolescencia, e incluso en mi adultez, cosa que me llevó a extremos impensables, los cuales compartiré en más detalle en el siguiente capítulo. Como con todas las emociones, un poquito de ira no te va a hacer mal. De vez en cuando, hasta necesaria puede ser, pero si se te va de las manos y se vuelve dañina, la única manera de comenzar a sanar y equilibrarla es encontrar la raíz del problema, analizar la situación desde afuera, lo cual exploraremos en la segunda parte de este libro.

6. LA SORPRESA

Por un instante te quita el aliento, se te abren los ojos de par en par, quedas boquiabierto, ¡estás sorprendido! La sorpresa se considera una emoción neutra porque básicamente es la que da pie para otra emoción, la que te causará una reacción agradable o desagradable. Sentimos sorpresa por algo imprevisto, nuevo, extraño. Pero piénsalo bien: ¿qué sientes cuando estás sorprendido? En general, lo que sentimos en realidad es la emoción que le sigue a la sorpresa. Por ejemplo, si te sorprenden al decirte que te ganaste la lotería, la emoción que puedes llegar a sentir es alegría por el dinero recibido o miedo por no saber qué hacer con tanto dinero. O si te sorprenden con la noticia de que un ser querido ha fallecido, la emoción que seguramente sientas es tristeza por la pérdida o ira por no haber podido hacer nada.

Entonces, la emoción de sorpresa en realidad es como una puerta que te lleva a sentir otras emociones más profundas y duraderas. Al ser una emoción tan pasajera, no es una de las que se pueden volver tóxicas porque no tiene tiempo suficiente para instalarse en nuestras almas, como sí lo tienen la alegría, la tristeza, el miedo y la ira. Esas son las cuatro a las que les tienes que tener el ojo puesto cuando te sientas desequilibrado, porque esas son las que pueden hacer desastres en tu mente, cuerpo y alma. Por eso mismo, cuando te sientas sorprendido por algo, presta mucha atención a la emoción que le sigue a esa sorpresa y asegúrate de que sea algo que te sume y no te reste. Por ejemplo, si hace mucho que estás tratando de quedarte embarazada y tu mejor amiga viene y te sorprende con la noticia de que ella está embarazada, es normal que esa sorpresa te traiga sentimientos encontrados. Seguramente sientas tristeza, frustración y hasta algo de envidia porque a ti todavía no te ha llegado ese milagro de Dios y a ella sí. Pero en vez de enfocarte en esos sentimientos negativos, alégrate por tu amiga y celebra ese momento con ella. No dejes que las sorpresas se transformen en emociones tóxicas. Enfócate en el lado positivo de la noticia y sigue tu camino. Dios sabe lo que hace. La energía positiva atrae más energía positiva, no lo olvides. Recuerda la frase del filósofo francés Michel Eyquem de Montaigne: "Yo no me encuentro a mí mismo cuando más me busco. Me encuentro por sorpresa cuando menos lo espero".

LAS EMOCIONES A NIVEL FÍSICO

Cada frase, cada palabra, cada emoción afecta cada célula de nuestro cuerpo, por ende, lo que decimos y sentimos también nos afecta físicamente. Por eso, cuando una emoción se vuelve tóxica y se siente como en casa en nuestra alma, empezamos a encarnar sus características. Cuando sientas una de estas emociones, detente un momento y observa qué sientes físicamente.

Esa pesadez en nuestro interior que viene con la tristeza, cuando se vuelve negativa y extrema, se convierte en una pesadez en el cuerpo. El cuerpo lo que te pide es reposo, quiere estar inerte, no tiene ganas de hacer nada, a tal punto que hasta nos puede costar levantarnos físicamente de la cama o del sofá, caminar, mantenernos activos. Esa rabia que irradia por dentro termina apareciendo físicamente al ponerse nuestra cara roja, al cerrar los puños o al tener ganas de pegarle a algo de la ira que nos invade. Y ese miedo que nos paraliza en nuestro interior también nos paraliza por fuera, nos hace encoger el cuerpo y nos hace temblar como una hoja al viento.

Las emociones tóxicas también nos convierten en víctimas de las circunstancias. Por ejemplo, la tristeza es algo bastante natural, pero si toma posesión de nuestro interior y nos volvemos víctimas de esta emoción, fácilmente se puede transformar en depresión. Por ejemplo, si tu mamá estaba de visita y se fue de vuelta a su país y te quedas triste unos días, pues, eso es normal porque la quieres y la vas a extrañar. Ahora, si esa tristeza se apodera de ti y te hace dudar y pensar que quizás se haya ido por tu culpa, porque no te mereces tenerla cerca y te atormentas con la idea de que más nunca la vas a ver y que se puede llegar a morir y no mereces amor, pues ahí estás entrando en el terreno de la depresión, un lugar oscuro que trae consigo el autocastigo, y ese autocastigo muchas veces viene con la comida. Nos volcamos en la comida buscando solucionar este tipo de dolor causado por las emociones tóxicas, pero lo único que hacemos es agravarlo.

Al embotellar tanto, al dejarnos llevar y controlar por una emoción, al enfocarnos nada más que en eso, dejamos de pensar en todo lo demás, incluyendo la alimentación, y empezamos a comer sin pensar en qué estamos metiendo en nuestro cuerpo y cómo nos afecta a la corta y a la larga. Por ejemplo, una mujer que fue abusada quizás engorde inconscientemente para que ya no la vean atractiva, para tapar su sexualidad. Esa tristeza que lleva por dentro, ese dolor con el que carga por el abuso sufrido, se convierte en gordura emocional, la cual también se transforma en gordura física.

Cuando el dolor emocional afecta nuestro físico y engordamos, le comenzamos a enviar mensajes claros al mundo que nos rodea. La obesidad habla por sí sola: "Yo no me valoro. Yo no me cuido. Yo no me quiero. Yo no me protejo". Entonces, al encerrarnos en esa emoción tóxica, al buscar protección y amor en la comida, lo que en realidad estamos haciendo es que nos estamos desprotegiendo, terminamos más vulnerables e inseguros de lo que comenzamos y todo se vuelve mucho más cuesta arriba, más doloroso, más difícil, más triste, hasta que llegamos a un desequilibrio total a nivel físico, mental y espiritual. Nos transformamos en víctimas y ahí comienza el castigo que viene de la mano del sobrepeso: "Estoy gordo", *latigazo*, "No sirvo", *latigazo*. "Voy a comer más, total no importa nada, no sirvo para nada, no importo, no me merezco estar bien", *megalatigazo*. Por favor te pido que dejes de autocastigarte de esta manera. Sí sirves, sí vales, sí mereces estar bien, sí importas.

LAS EMOCIONES Y LA GORDURA SE APODERAN DE MI VIDA

Mi vida a los siete y ocho años giraba alrededor del colegio, que en aquel momento me gustaba y lo disfrutaba. Me encantaba estudiar, al punto que estaba metido en la club de historia, en el club de matemáticas, en el club de biología, todo eso me hacía feliz. A su vez, mi lado creativo ya estaba asomándose. A esa edad en que los niños salen a jugar al fútbol con sus amiguitos, lo que a mí me llamaba la atención eran las obras de teatro en el colegio. No me gustaban los deportes ni nada de eso, lo mío era lo artístico. Me involucraba en todo lo que tuviera que ver con la actuación en la escuela, era una vocación marcada que me llamó la atención desde temprana edad.

Al salir del colegio, llegaba a mi casa a almorzar. Ese era el momento que compartíamos todos en familia, una familia que gozaba, se peleaba y se reía como cualquier otra familia normal y feliz. Mis padres siempre trabajaron sin cesar para sacarnos adelante y darnos todo lo posibles a nosotros, sus hijos. Cuando yo era pequeño, mi papá vendía uvas en un camión, enseñaba Física Pura en la universidad de noche y los fines de semana trabajaba con mi tío que era dueño de una zapatería. Mi mamá vendía ropa de casa en casa y era manicurista. Con el tiempo, y todo su gran esfuerzo, lograron tener su propio negocio, una pequeña zapatería en la que trabajaban juntos, pero para llegar a eso mi papá tuvo que trabajar muchísimo. De siete de la mañana a siete de la tarde estaba en la zapatería y en la noche seguía dando clases en la universidad, por lo que la hora del almuerzo y de la siesta era el único momento libre que tenía para disfrutar en familia, y para mí esas dos horitas entre las doce y las dos de la tarde en las que estaba mi papá en casa eran un horario sagrado.

Almorzábamos todos juntos y, al terminar, mi mamá y mis hermanas se quedaban mirando la telenovela y recogiendo la mesa mientras mi papá se retiraba a reposar y yo me iba a dormir la siesta con él. Esa hora de descanso compartido era el momento más maravilloso del día porque era el ratito que tenía a solas con mi papá. A las dos de la tarde él se levantaba y volvía a la zapatería, mientras yo me quedaba durmiendo un ratito más. A eso de las tres me despertaba y me iba a hacer las tareas a la oficina de mi papá, cosa que me mantenía entretenido hasta eso de las cinco o seis de la tarde. Mi papá estaba ocupado trabajando, pero de vez en cuando entraba al cuarto donde estaba yo y me ayudaba con los estudios. Esa parte no me gustaba tanto, ya que odiaba que mi papá me diera clases de Matemática o Física o Química porque se transformaba en el profesor universitario, y yo no lo toleraba. Prefería que me dejara haciendo mis tareas tranquilo, y mientras lo hacía, también prestaba atención a lo que sucedía en el negocio.

Veía cómo entraban los señores con las maletas llenas de zapatos y le enseñaban las muestras de la colección de la siguiente temporada a mi papá y lo escuchaba negociar. Gracias a su gran empeño y enfoque a mi papá cada vez le iba mejor y pronto logró crecer su negocio y ser dueño de dos zapaterías en vez de una sola. Durante esas tardes, mientras hacía la tarea, fui aprendiendo mucho sobre el mundo de los negocios, desde cómo pagaba cheques y negociaba hasta cómo trataba a los empleados. Claro, ahora entiendo de dónde viene mi lado empresarial. A veces no nos damos cuenta, pero todo lo que absorbemos de niños va quedando almacenado en nuestras mentes, lo bueno, lo malo y lo regular. Por eso es tan importante tomar conciencia de lo que hemos experimentado en el pasado, para así usar todo lo bueno que hemos aprendido y también aprender a hacer las paces con lo "malo" que nos ha tocado vivir. A veces aquello que nos parece tan "malo" en nuestras vidas termina siendo nuestra bendición más grande.

Entonces, en la tarde llegaba mi mamá al negocio a ayudar

a mi padre, después de haber limpiado la casa y llevado a mis hermanas a sus clases de baile. Nos quedábamos ahí hasta las siete y luego nos volvíamos ella y yo a la casa a cenar con mis hermanas, mientras papá se iba a la universidad a enseñar. Después de comer, me cepillaba los dientes y a las nueve de la noche yo ya estaba en la cama durmiendo. Así concluía un típico día en mi vida a los siete u ocho años, sin embargo, a esa edad fue que comenzaron a aparecer cambios más grandes en mi vida.

Por empezar, a comienzos de segundo grado, el director de la escuela habló con mis padres y les comunicó que le parecía que estaba demasiado avanzado para ese grado, que me beneficiaría más si entraba a un curso más adelantado, y así fue que decidieron pasarme de segundo a cuarto grado de un sopapo. Quizás tuvo que ver el hecho de que mi papá, siendo profesor de Física, me había enseñado muchos temas avanzados de niñito, como las tablas de sumar y multiplicar. Sea cual fuere la razón, de pronto me encontré entrando al salón de cuarto grado en mi primer día de clases viendo ese mar de compañeros nuevos que no solo eran más grandes en edad sino también físicamente. Pero eso no me intimidó. Yo tenía el mismo nivel intelectual que ellos. Cabe destacar que todavía era un niño delgado, todavía no había comenzado a engordar, por ende mi autoestima seguía intacta, no había llegado a desplomarse por el piso como lo haría más adelante con todas esas libras de más.

La maestra le había dicho a mis padres, quienes también me lo comunicaron a mí, que me daría un mes de prueba. Si después del mes veía que yo estaba por debajo del nivel de mis compañeros, entonces me regresaría a segundo grado. Esa información, esa condición, se transformó en un gran reto en mi mente, y pensé: *Oh, no, tú no sabes quién soy yo. Tú no me vas a regresar a segundo grado, ya vas a ver.* Ahí fue que se encendieron mis ganas de siempre sobresalir en lo que hago.

Me volví mucho más autoexigente. En nuestra escuela se usaban unos libros llamados *Resplandor* y cada volumen correspondía a un grado, como *Resplandor 3*, *Resplandor 4*, *Resplandor 5* y así sucesivamente. Recuerdo que eran unos libros gigantes, pero al pasar tan repentinamente a cuarto grado y con esa prueba de un mes para ver si me quedaba o no, me puse como tarea los domingos estudiar todos los capítulos que presentaría nuestra maestra la semana entrante. De esta manera, me adelantaba en las materias y estaba más que preparado para comprender el material cuando llegaba el día de verlo en clase, todo para no pasar la vergüenza de que me regresaran a segundo grado. ¡Y lo logré!

Si tú hoy me preguntas por qué soy tan perfeccionista, tan puntual, tan metódico, creo que es porque desde ese momento en el que me salté dos años de escuela me tocó darle aún más duro a mis estudios, me tocó madurar más rápido, y así no solo me mantuve adelantado, sino que logré sobrepasar también mis propias expectativas. Ahí comenzaron mi competitividad y mis ganas de seguir mejorando y salir adelante pero, paralelo a estos triunfos, empecé a sentir un pequeño vacío en casa, un huequito en mi alma que poco a poco se fue haciendo más grande, algo que en vez de sanar aprendí a tapar con la comida.

Aparte de este cambio en la escuela, estaba entrando en esa edad en la que tenemos más preguntas, en la que buscamos ejemplos y modelos a imitar entre los adultos que nos rodean. Este es el momento en que todavía vemos a nuestros padres como superhéroes, como si fueran Superman y la Mujer Maravilla, y como el único varón entre mis tres hermanas y mi mamá, lo que más anhelaba era poder pasar más tiempo con mi papá, el otro varón de la familia. Y ahí, con ese anhelo, esa necesidad de pasar más tiempo con mi papá, es que comenzó a manifestarse el miedo como una emoción tóxica en mi vida. El miedo a no tener suficiente tiempo con mi papá, el miedo al abandono, el miedo a sentir ese vacío. Ese miedo me causaba muchísima ansiedad y me impulsaba a hacer lo que fuera para complacer a mi papá. Siempre fui un niño tranquilo y obediente. Si mi papá me decía que me quedara en un lugar, ahí me quedaba hasta que me dijera lo contrario. Y si mi papá me elogiaba algo, lo quería volver a hacer una y otra vez para seguir recibiendo al menos ese ratito de atención. Así fue como comenzó mi problema con la comida.

Creo que en el fondo mi papá se daba cuenta de que me hacía falta su presencia y sentía remordimiento al no poder pasar más tiempo conmigo. Con ese dejo de culpa, aprovechaba al máximo esas dos horas de almuerzo y siesta en los que teníamos un rato juntos para celebrarme como pudiera. Entonces, de pronto, me empecé a dar cuenta de que si me servía un segundo plato de comida, recibía una gran sonrisa y un aplauso de mi papá quien se volteaba y decía: "¡Pero mira qué bien come! El campeón se comió dos platos, sírvanle más, ese es mi machote de la casa que va a cuidar y defender a sus hermanas". Sí, eso era lo que yo quería, deseaba llenar de orgullo a mi papá. Así fue que esa atención y aprobación de mi papá que tanto ansiaba recibir de pronto comenzó a aparecer con la comida. Cuanto más comía, más aplausos recibía. Buenísimo, entonces, ¡a comer se ha dicho!

Recuerdo esos almuerzos como momentos espectaculares. La pasábamos bien, hablábamos del día en la escuela, nos divertíamos y yo recibía la atención que tanto deseaba. Por otro lado, mi papá seguramente se sentía bien al poder darme ese momento compartido y también se debe haber dado cuenta de que me hacía feliz complacerlo, y así fue que me continuó seduciendo con la comida. Yo seguía comiendo más y más y mi papá seguía celebrándome cada plato extra, comentando sobre lo bien que estaba creciendo, lo saludable que me veía. Pero todo esto lo hacíamos de manera totalmente inconsciente. No teníamos idea del patrón que estábamos estableciendo. Ninguno de los dos sabía las consecuencias que tendrían apenas unos años más tarde esos platos extra de "amor".

El domingo era el único día que mi papá y mi mamá tenían libre. En la mañana, mi papá iba a la tienda a limpiar las vidrieras y las baldosas, mientras nosotros nos despertábamos, nos bañábamos, nos vestíamos, salíamos a desayunar y dábamos una vuelta por todo el pueblo. Luego del paseo matutino íbamos a buscar a mi papá al negocio y como a la úna de la tarde partíamos todos juntos a almorzar en un restaurante, en general árabe. Ahí nos quedábamos después de comer como una o dos horas más haciendo la sobremesa. Al salir del restaurante dábamos otra vuelta por el pueblo en el Malibú beige de mi papá, escuchando los casetes de mi padre de motivadores como Anthony Robbins y Conny Mendez, y nunca faltaba la parada en la heladería llamada Cremita. Siguiendo esta nueva tradición de celebrar todo lo que comía, mi papá siempre me compraba el helado más grande y, para complacerlo, yo siempre le decía: "Yo quiero el maaás grande". Y mi papá respondía: "Esooo, bueno, ¡dale el doble!". Y así, todos los domingos cerraba la tarde con el helado más grande de Cremita, y siempre me lo comía enterito. Al finalizar el día y regresar a la casa, nos sentábamos a ver la película que daban en uno de los dos canales que en aquel entonces existían en Venezuela, y luego cenábamos algo *"light"* y nos íbamos a dormir.

Efectivamente, poco a poco fui engordando, fue un proceso lento, pero definitivamente constante. Volviendo al tema del equipaje, empecé a cargar con más y más maletas al ver que esto hacía feliz a mi papá, al ver que esto nos unía. Si cargar con unas maletas de más significaba compartir más momentos gratos con mi papá, estaba dispuesto a llevar todas las que pudiera humanamente cargar, que fueron muchas más de lo que alguna vez me hubiese imaginado.

En realidad nadie se daba cuenta de mis libras de más, o ninguno pensó en tocar el tema, hasta que mi obesidad me transformó en una persona agresiva, otra emoción negativa que se apoderó de mi vida de adolescente. Pero durante esos dos o tres años en los que comencé a engordar paulatinamente, mi familia me celebraba mis cachetes inflados, pensaban que me veía sano, que estaba creciendo y que estaba de lo más guapo.

Como consecuencia, mientras subía de peso, mientras cargaba con más y más maletas, con todos los comentarios positivos que venía recibiendo, no llegué a tomar conciencia de que estaba gordo hasta que era demasiado tarde.

Para cuando llegó mi graduación de sexto grado ya estaba notablemente más gordo, aunque seguía sin prestarle demasiada atención, así que continué adelante con mis eventos de siempre. Siempre participaba de los actos culturales que hacían en mi colegio para las graduaciones. Esta vuelta, para cerrar el año, hicimos una obra de teatro. Cuando llegó la hora de repartir los papeles, yo estaba convencido de que sería el príncipe pero, para mí sorpresa, me dieron el papel de narrador. Claro, yo todavía no lo comprendía, pero la realidad era que estaba demasiado gordo para interpretar los otros papeles en la obra. *Bueno, está bien, seré el narrador,* pensé. Por lo menos me dieron un papel. Pero había un detalle más: el narrador de la obra... era un árbol. Eso mismo. Así que me tuve que disfrazar de árbol y quedarme quieto en un rincón narrando durante toda la obra. Quizás todo esto me hubiese afectado más si no hubiera sido por el entusiasmo que tenía al saber que mi papá estaría en el público para este acto.

En general, como mi papá trabajaba tanto y era el dueño de su negocio, casi nunca podía llegar a mis obras o eventos escolares. Pero en aquella ocasión le pedí que por una vez delegara las cosas del negocio por un rato y viniera a verme, y cedió. Dijo que sí. Yo estaba súper feliz. Mi papá al fin me iba a ver en una obra, haciendo lo que yo más amaba hacer, que era actuar, aunque aquí en realidad lo que hacía era narrar, pero no importaba, él estaría ahí, eso era lo más importante de todo.

Al finalizar la obra, salí corriendo a encontrarme con mi papá todo emocionado y le pregunté

—Papi, cuéntame, ¿qué te pareció? ¿Te gustó cómo lo hice?

—¡No te vi! —me respondió.

Quedé helado.

—¿Cómo que no? —le pregunté sorprendido.

—¡No, no te vi!

—Pero, yo era el árbol, papá…

La desilusión que sentí aquel día no la olvidaré jamás. El corazón se me cayó al piso. Mi papá por fin había venido a una obra en la que yo participaba, pero no me vio. No me reconoció porque estaba metido detrás de unas cartulinas marrones inmensas que hacían de tronco del árbol y solo se me veían los ojos y la boca. Pero él no se dio cuenta de que ese era yo. Qué dolor tan grande y profundo, ¡qué tristeza!

A eso le siguió mi graduación de sexto grado, para la cual la verdad es que ya estaba gordísimo. Hay muchas fotos de ese día, no solo por ser mi graduación sino porque, al tener la mejor clasificación de la clase, había quedado de primero en el cuadro de honor por lo que me tocó decir unas palabras. Sin embargo, yo todavía no estaba plenamente consciente del grado de mi sobrepeso. Sí, me había acostumbrado a que me dijeran, "Épale, Gordo" como si "Gordo" fuese mi apellido, y ya me resultaba normal que se burlaran de mí en las clases de deporte; simplemente acepté ese nuevo papel de gordito simpático y seguí de largo. La conciencia de cuán gordo realmente estaba me pegó al poco tiempo, entre esa graduación y el transcurso de mi primer año de secundaria.

Hasta ese momento yo me había sentido bastante cómodo. Había tenido los mismos maestros y compañeros durante toda la primaria, y aunque comenzaron a burlarse de mí en quinto y sexto grado, cuando ya mi gordura era notable, yo todavía lo sentía como cariño, no lo percibía como una agresión atroz. Pero al entrar a primer año de la secundaria todo comenzó a cambiar. Claro, no solo me tocó pasar de primaria a secundaria, sino también cambiar de escuela y de grupo de compañeros. Como si todo eso fuera poco, en el ínterin comencé a desarrollarme físicamente. Cuando un niño entra en esa etapa de desarrollo, el hambre se vuelve voraz porque el cuerpo requiere de más alimento para compensar el crecimiento repentino, pero lo mío era desaforado.

Para cuando comencé primer año de la secundaria, aunque mi intención era ser *cool*, mi físico ya no iba de la mano de ese deseo. La ropa de niños que usaban todos a mí ya no me entraba por lo gordo que estaba. Ahora, para vestirme, mi mamá me llevaba a las tiendas de adultos a comprarme pantalones y camisas de señor, ya que esas eran las únicas que me entraban. Para mí era súper fuerte tener que medirme la ropa ahí, en vez de en el lugar donde iban todos mis compañeros. *Trágame tierra*, pensaba. No quería que nadie me viera, no quería que nadie se diera cuenta de que estaba ahí comprando ropa para mí, no quería que se dieran cuenta de lo gordo que estaba, como si eso fuese posible. Pero no quedaba otra. Luego, en casa, mi mamá me cortaba los pantalones por la rodilla y les hacía un dobladillo para amoldarlos a mi estatura de niño. Así fue que comencé primer año de la segundaria con ropa de adulto, pantalón talla 38 y camisa XL, y ahí fue donde me cayó el veinte de lo gordo que estaba, aunque todavía no había llegado al extremo mayor que alcanzaría un poco más adelante.

Para ese momento en mi vida, ya sabía que era gordo; ya ni siquiera podía verme mis partes, mi barriga lo tapaba todo; tenía unos pechos enormes por los cuales me decían "teta de perra". Cuando jugaba o hacía la clase de educación física, todos los pliegues de mi piel entre los rollos de gordura se me llenaban de tierra. Tenía el pelo natural lleno de chulitos, la cara llena de espinillas, me habían puesto aparatos en los dientes y además usaba lentes. Encima de todo esto, al estar así de gordo y sentir vergüenza por ese sobrepeso que me recalcaban a diario mis compañeros, comencé a ponerme suéteres encima de mi ropa, pensando que eso disimularía mi físico. Imagínate un calor como el de Miami en pleno verano, así es el clima normal de Maturín, el lindo pueblo en el que nací y me crié. Ahora imagínate tener un suéter puesto encima de la ropa durante todo el día. No sé cómo no me calciné. Y así comencé el secundario, con un suéter encima, sudando sin parar, lentes puestos y la cara súper brotada. Me decían que era la versión masculina y gorda de Betty la Fea.

Ahora bien, yo no comprendí en aquel entonces lo que me estaba pasando; yo no sabía que sentía un vacío que me tenía triste y que en la comida había encontrado una solución que en realidad no solucionaría nada; yo no me di cuenta del efecto que tendrían esta decisión y este comportamiento en mi vida. Todo esto lo comprendí mucho más tarde, me tomó mucho tiempo. Por eso estoy acá compartiendo todas estas experiencias tan personales, profundas y dolorosas contigo, para que tú sí puedas comprender lo que te está pasando, para que identifiques lo que estás sintiendo y así puedas solucionarlo de una vez por todas.

ECHA LAS EMOCIONES TÓXICAS DE TU ALMA

Cuando se instala una emoción tóxica en nuestra alma es como cuando te viene a visitar una persona y termina mudándose a tu casa sin pedirte permiso y por tiempo indefinido. Quedas sorprendido, no puedes creer lo que está ocurriendo, pero no sabes cómo decirle que se tiene que ir. Te da pena, no quieres herirla, entonces te la calas en tu casa por un tiempo indeterminado. Pero, ¿qué pasa? Piensa en ese amigo, suegra, hermano o tía que te ha venido a visitar y se ha quedado más de la cuenta. ¿Cómo te sentiste? Cada uno reacciona de manera diferente, pero seguramente te llegaste a sentir cada vez más frustrado con la situación sin saber bien qué hacer. Te molesta que no lave los platos después de comer, te incomoda no poder ver tu telenovela favorita porque tu huésped ha estado instalado viendo la tele desde las cinco de la tarde pero, como eres una persona educada, te tragas las emociones que te produce esta escena y no dices nada.

A la larga, esta situación hasta nos puede hacer sentir atados porque sabemos que ya no queremos a esa persona *non grata* en nuestro hogar, pero no sabemos cómo echarla. Es más, hay una parte nuestra que se ha acostumbrado a que viva ahí con nosotros y hasta nos da miedo pensar en cómo sería no tenerla ahí, porque ya no recordamos cómo era vivir sin esa persona metida en nuestra casa. Eso es lo que va ocurriendo en nuestra alma con una emoción tóxica: va acaparando nuestro interior hasta que llegamos a un punto en el que, aunque sabemos que nos hace mal, no sabemos cómo quitarla ni cómo vivir sin ella. Eso es lo que nos lleva a la gordura emocional.

Ojo, quiero aclarar algo sumamente importante. Como ya mencioné, las emociones siempre están presentes en nuestras vidas. Son parte de lo que nos hace humanos, son parte de ese instinto que nos hace "sentir" que un camino en particular no nos conviene, nos hacen saber que estamos vivos, son ese instinto que nos guía hacia un lado o hacia otro, lo cual nos lleva a elegir diferentes caminos a través de nuestras vidas. No tenemos que apagarlas. Todo lo contrario, tenemos que conectarnos con nuestras emociones, escucharlas, sentirlas, aprender a manejarlas y equilibrarlas, porque trabajan juntas para ayudarnos, pero no debemos dejar que ninguna de pronto reine y acapare nuestra vida.

En la cultura árabe en la que me crié, me grabaron desde niño la frase, "Los hombres no lloran". Pero yo me crié en un hogar rodeado de mis tres hermanas, que como niñas, tenían derecho a llorar, y lloraban todo el tiempo. Para mí eso era normal, pero si yo llegaba a llorar, al instante recibía un grito pelado: "¡Los hombres no lloran!", y me tenía que comer las lágrimas. El mensaje que estaba recibiendo era que esa emoción, esa tristeza, no la podía expresar, debía apagarla. Aprendí a reprimir mis emociones y cubrirlas. Por suerte, con el tiempo, con los años, con todo el trabajo personal que he hecho y sigo haciendo, con la ayuda de psicólogos, psiquiatras, motivadores, libros y audiolibros, me he dado cuenta de que si yo no lloro, no puedo expulsar mis emociones tóxicas. El llanto muchas veces nos ayuda a aliviar emociones negativas. El llanto básicamente es una expresión física de aquellas emociones que, si las reprimimos, nos carcomen por dentro. Llorar sana.

Tenemos que conocer el dolor para disfrutar de la alegría. Tenemos que conocer el lado oscuro para poder ver la luz. Es parte del camino en esta vida, es lo que nos hace apreciar todo lo bueno que nos ocurre en el camino.

> *Tenemos que conocer el dolor*
> *para disfrutar de la alegría.*

No existe tranquilidad si no conocemos la rabia. No experimentaremos nuestra paz interna si no conocemos nuestra propia guerra. Al final, todas las emociones nos ayudan a definir quiénes somos y qué creemos. ¿Cómo nos daríamos cuenta de lo maravillosa que es la alegría si nunca experimentáramos la tristeza? Y ese miedo que vemos como algo que nos sabotea, que no nos deja avanzar, a veces en realidad nos sirve como una alarma que nos está avisando que no estamos yendo por el camino correcto. Todo yace en el balance. Y ese equilibrio requiere de una conciencia diaria, ya que habrá días en los que ese control lo perderás. Lo importante es que puedas identificar cuándo te pasa, conocerlo y cambiarlo, así no permites que ese desliz se convierta en algo negativo en tu vida. Ese desequilibrio que ocurre en los excesos de una emoción son los que debes identificar, aceptar, comprender y sanar.

La próxima vez que sientas dolor, tristeza, ira, detente a pensar de dónde viene. Pregúntate: "¿Por qué me siento así?". Y escribe tu respuesta así puedes ir identificando lo que detona ese sentimiento. No permitas que esa emoción te convierta en su víctima. Cuando sientas dolor, no te eches en la cama a llorar y a preguntarte por qué te toca sufrir tanto. Quiero que cada vez que se te cruce ese "por qué" por la mente, que está lleno de duda y sentimiento de víctima, te conviertas en victorioso y de inmediato lo reemplaces con un "para qué". Sí, pregúntate *para qué* estás viviendo ese momento desagradable, *para qué* te va a servir esa lección que la vida te está dando en ese instante. El "para qué" te va a ayudar a descubrir el aprendizaje que la vida te está brindando, el "para qué me esta sucediendo esto a mí", es decir, preguntarte qué tienes que aprender de esta situación, te va a dar la razón y el empuje para dar ese primer paso hacia delante. El "por qué" mira al pasado y no busca soluciones, el "para qué" abre la mente, innova nuestros sentimientos y hace aflorar lo más inteligente de nosotros mismos. Con el "para qué" tomas control de ti y de tus acciones. Acepta la realidad, hazla tuya. Toma *responsabilidad*. Es preferible preguntarte, "¿De qué me ha servido esta relación y qué he aprendido de ella?" que "¿Por qué ha acabado?". El verdadero cambio empieza cuando dejas de esperar y empiezas a aceptar; cuando no justificas el origen, sino que buscas la finalidad.

> *El verdadero cambio empieza cuando dejas de esperar y empiezas a aceptar; cuando no justificas el origen, sino que buscas la finalidad.*

El "para qué" te va a brindar la guía que necesitas en ese momento para reunir la fuerza necesaria y así quitarte de encima el exceso de equipaje emocional y echar ese huésped no deseado de tu alma. Si logras identificar la emoción negativa a tiempo, no vivirás sus consecuencias, estarás atento para poder manejarla a tu conveniencia. Y decirle: "SOY YO quien tiene el control".

Yo permití que la necesidad de aprobación y atención de mi padre me acaparara de tal manera que, sin darme cuenta, pasé de ser un niño delgado a un muchacho con obesidad mórbida, y nada de eso solucionó ese vacío. A la larga, lo único que logré fue empeorar mi situación con sobrepeso. Y así fue que comencé a engordar hasta que ese contento del comienzo se convirtió en tristeza y dolor. Y esa aprobación de mi papá que recibía al comer ya no era suficiente, porque anhelaba recibirla en otras áreas de mi vida también. Esa nueva realidad en la que mis compañeros se burlaban de mí, que no me aceptaban, esa nueva historia en la que mi físico no respondía como yo deseaba, esa nueva verdad en la que la función de mi sonrisa aparente era tapar una tristeza profunda causada por un vacío que sentía pero no comprendía, era una nueva realidad en la que el gordito simpático se estaba llenando de una ira irreconocible. La gordura emocional se había apoderado de mí.

TRES

¿Mis emociones me están engordando?

EL PRIMER PLACER que sentimos al nacer es la comida. Ese momento en que tu mamá te alimenta por primera vez en tu primer día de vida te brinda un calor y una protección que de inmediato se vincula con la protección y el amor de tu madre. Desde ese primer instante, la comida se relaciona con ese calorcito y ese apego que uno tiene con esa persona que te trajo al mundo. Por eso, con el pasar de los años, la mayoría de nosotros busca comer algo confortante y rico cuando estamos necesitando un abrazo, un mimo, cuando estamos hambrientos de la necesidad principal del ser humano, el amor.

Piénsalo. Cada vez que nos sentimos lastimados, comemos para recobrar ese recuerdo de estar protegidos, la comida nos acompaña cuando nos sentimos solos. Estamos íntimamente asociados con la comida de manera constante. Tan es así que hasta aparece este vínculo ilustrado en la mayoría de las películas románticas. ¿Qué es lo primero que hace la protagonista cuando termina una relación? Va directo al refrigerador a buscar un pote de helado y se sienta en el sofá con una gran cuchara a comérselo enterito. Y nunca se sienten mejor después de eso. Claro, en la película, dentro de esas dos horas, todo se soluciona y la protagonista encuentra a su príncipe azul y su final feliz, pero en la vida real, ese proceso puede tomar días, semanas, años. Y si en todo ese tiempo seguimos comiendo el pote de helado cada vez que nos sentimos heridos, lo único que va a ocurrir es una subida de peso silenciosa y constante que un buen día nos toma por sorpresa cuando vemos que ya no nos entran los pantalones. Ese pote de helado no va a solucionar esa relación dolorosa y agresiva; ese pote de helado no sanará tu corazón roto.

El problema es que muchos de nosotros no sabemos cómo distinguir entre el hambre fisiológico y el hambre emocional. El hambre y el apetito. El *hambre* es la necesidad del cuerpo de nutrientes, mientras que el *apetito* es psicológico, es la necesidad de tu cuerpo de satisfacer un sentimiento. Si estamos nerviosos, comemos para calmar esa ansiedad. Si nos echan del trabajo, comemos para calmar ese miedo. Si tenemos la cuenta de banco en cero, comemos para matar ese estrés. Si le dieron el trabajo que tanto deseábamos a nuestro amigo, comemos para saciar esa envidia. Pero en realidad, la comida está para alimentarnos y nutrirnos, no para abrazarnos ni amarnos.

EL HAMBRE EMOCIONAL

Vuelvo y repito: el hambre es algo totalmente fisiológico, es la herramienta que tiene tu cuerpo para pedirte nutrientes necesarios para funcionar, para sobrevivir. Cuando tienes hambre emocional, ansiedad o apetito, esa comida que te *provoca* en realidad está ligada a un recuerdo, a un momento de placer, de paz, de felicidad que te brinda ese bocado en particular. Estás buscando volver a sentirte protegido. A veces nos sentimos tan vulnerables y tan blandos que nuestra mente busca regresar, a través de la comida, a ese momento o esos días en los que nada ni nadie nos podía hacer daño.

Ese hambre emocional lleva a la gordura emocional, lo cual termina en gordura física. ¿Por qué? Primero, porque las comidas que uno anhela en esos momentos de dolor o en momentos de aburrimiento no son las más saludables. Jamás dices: "Terminé con mi pareja, ¡qué ganas de comer y saborear unos deliciosos vegetales hervidos!". No estás pensando en la ensalada verde y el pollo a la plancha; lo que quieres, lo que te antoja, lo que crees que necesitas para calmar ese dolor es tu pastel favorito, tu plato de pasta preferido, el bistec empanizado con papas fritas, la barra de chocolate que tantos meses tienes negándote. Esto sucede porque estos alimentos se conocen como alimentos antiestrés y tienen la facultad de aumentar los niveles de nuestros neurotransmisores —serotonina, dopamina, adrenalina— en nuestro cerebro. El cuerpo produce la serotonina a partir de un aminoácido llamado triptófano. Cuando ingerimos azúcar, la serotonina aumenta porque el triptófano consigue producir insulina. Nos hacen sentir bien al principio, pero de manera momentánea, luego nos da el bajón físico de energía y el bajón emocional porque viene de la mano del remordimiento de conciencia.

Cuando tu jefe te grita en el trabajo porque las cosas no van bien, al llegar a tu casa vas directo al refrigerador para calmar esa frustración con la comida. Entonces, ¿qué pasa? Toda esa comida reconfortante repleta de azúcar y grasa te afecta a nivel físico, mental y espiritual.

Nos pasa mucho como inmigrantes, en especial cuando estamos recién llegados a Estados Unidos. No solo se nos van los ojos con la cantidad de opciones que encontramos en el supermercado, no solo nos vemos afectados por las porciones más grandes que sirven en este país y que terminamos completitas porque de niños aprendimos que no acabar un plato de comida era un desprecio hacia nuestras madres, sino que comemos tratando de llenar el vacío que sentimos al haber dejado atrás nuestro país, nuestros amigos, nuestras familias. Y así, poco a poco, aparecen aquellas libras de más no deseadas, ese peso que jamás invitamos a que se instale en nosotros, y le echamos la culpa al agua porque nos hace retener más líquido, a los alimentos procesados, a la calidad de la comida y a las hormonas que le colocan a los alimentos. Pero en realidad lo que ha pasado es que estamos comiendo mucho más que antes, no solo por las porciones exageradas o porque probamos cosas nuevas que no había en nuestros países, sino porque comer nos alivia la tristeza, la soledad, el miedo a lo desconocido, la emoción tóxica de turno.

Si cada vez que experimentas un momento o un día difícil recurres a la comida, poco a poco tu cuerpo se va a ir acostumbrando a comer de esta manera, y no solo vas a engordar, sino que esa comida que al principio te causaba tanto placer, ahora te causará desprecio cuando la veas reflejada en una *selfie*. Se vuelve una adicción, al igual que la adicción a las drogas, al alcohol, al Facebook, al celular o al cigarrillo. Los vicios son hábitos que sentimos que no podemos controlar, y que nos pueden destruir si no los frenamos a tiempo. Un hábito plenamente normal puede volverse perjudicial en tanto este nos controle a nosotros. Hay creencias, paradigmas y también impresiones mentales de tu pasado que producen ese vicio. Basta tan solo un pensamiento que recuerde el vicio para que caigas de nuevo en él.

Si no te sanas por dentro y no rompes este círculo vicioso por medio de nuevos hábitos, lo seguirás haciendo. Y aunque después te sientas pésimo, te levantarás al día siguiente y lo volverás a hacer, todo para evitar el verdadero problema que cada vez se hará más grande e incontrolable. La clave está en que no nos damos cuenta de lo que le estamos haciendo a nuestros cuerpo, mente y alma.

VACÍOS EMOCIONALES RELLENOS DE COMIDA

Sé muy bien lo que es comer para llenar un vacío, y también sé que, cuando ocurre, uno no tiene idea de que lo está haciendo. Y si ignoramos ese vacío, con el tiempo, comer para tapar ese hueco se vuelve una costumbre. No indagamos en la razón detrás de esta acción; simplemente la hacemos. Sin embargo, nuestras necesidades y emociones son mucho más complejas de lo que queremos creer y no se arreglan con comer una barra de chocolate o tres pedazos de pastel.

Según Louise Hay en su libro *Sanar el cuerpo*, la obesidad representa la protección, la sensibilidad exagerada, el amor no encontrado. El cuerpo es un reflejo de las emociones. Entonces, al engordar, tu cuerpo te está mandando un mensaje claro: tienes un problema que no estás queriendo enfrentar. Estás ignorando la voz de tus sentimientos, la que te hace saber, a través de tu cuerpo con gordura y enfermedades, que tu alma no está bien. Si no la escuchas, grita aún más alto con ataques de corazón, diabetes, cáncer y hasta la muerte.

Pero si prestas atención a las alarmas que están sonando en tu cuerpo, eso te puede ayudar a descubrir la raíz de tu problema, de tu dolor, de tu tristeza o frustración. Es más, tomar conciencia de esta curita que has colocado adentro tuyo y al fin quitarla, echarle agua oxigenada a tu herida y revivirla, sí, te va a doler al principio, te va a incomodar. Pero luego, poco a poco, sentirás un alivio, una paz, una libertad ilimitada que te llenará el corazón, el cuerpo y la mente de la felicidad que tanto te mereces.

LOS EFECTOS DE LA GORDURA EMOCIONAL

La gordura nos roba la vida, nos quita experiencias, nos hurta disfrutar el presente y nos lleva a vivir siempre en el pasado (ojalá hubiese sido delgado) o en el futuro (cuando adelgace, seré feliz). Muchas veces el hecho físico de no poder manejar tu cuerpo como los demás, con la misma agilidad, hace que poco a poco te vayas quedando atrás. Aparecen inseguridades, te apartas y empiezas a pensar, *Mejor no digo nada para que no me insulten, mejor me quedo tranquilo, mejor ni voy.* O piensas que todo gira a tu alrededor. Si vas a el gimnasio por primera vez y alguien se ríe, dices: "Se está riendo de mí. Aquel me miró mal. Mi amiga no me invitó porque le caigo mal". Empiezas a tomarte todo como algo personal y a proyectar tus inseguridades en las personas que te rodean. Al final comienzas a vivir una vida irreal, una fantasía creada por tu mente y tu inseguridad. Empiezas a limitarte, y poco a poco ya ni te permites soñar.

Con el pasar del tiempo, para sobrevivir nuestras nuevas circunstancias de vida, vamos desarrollando una coraza para lidiar con los insultos excesivos. Aparte de sufrir las reacciones dolorosas de la sociedad en la que vivimos, nos criticamos, juzgamos y flagelamos de tal manera que nos terminamos aislando cada vez más y más. Yo encontré mi refugio en los estudios, y cuando eso no era suficiente, me aferré a la soledad y, para defenderme, desarrollé la agresividad. Otras personas se esconden detrás de la negación, la depresión, la fiesta, los chistes o aquella constante búsqueda de aprobación que nunca termina de llegar. Complacemos a todo el mundo menos a no-sotros mismos; acompañamos a nuestra amiga a sus clases de Inglés, a nuestra prima a su cita, a nuestra mamá al mercado. Hacemos todo para no estar solos, para complacer, porque sentimos que no merecemos más que eso. Aunque nos juzguen y nos insulten, muchas veces lo aceptamos para evitar el dolor que nos causa sentirnos aislados. No contamos con nuestra propia aprobación, por eso quien nunca nos falla es la comida.

Ahí es donde encontramos el confort, el consuelo, ahí está la calidez que nos hace falta, el abrazo que necesitamos en medio del dolor, la compañía que tanto añoramos, porque la comida no nos grita, no nos juzga, no nos impone nada, no tiene reglas. Comemos por fastidio, comemos para consentir a los demás, comemos para celebrarnos, comemos para ahogar nuestras penas. Al hacer esto una y otra vez, establecemos un patrón nuevo en el que, si no sentimos que estamos a punto de explotar de llenos, no hemos comido lo suficiente. Nos vamos acostumbrando al dolor por ese placer pasajero para así evitar el esfuerzo, la lucha y el trabajo que implican un cambio más profundo y duradero.

A mí me tomó años volver a sentir verdadera hambre, esa señal del cuerpo que existe para que alimentemos el físico y no el alma. Ahora, de hecho, a veces cuando me salgo de la dieta, empiezo a eructar, empiezo a sentir acidez, empiezo a sentirme mal y pienso en lo increíble que es que yo viví tantos años así, pensando que este estado que ahora me resulta tan incómodo era normal. Es que ese muchachito había aprendido a crear el hábito de comer automáticamente para buscar atención y recibir amor de distintas maneras, a veces para calmar las emociones y otras para complacer a los demás. Comía porque mi mamá había trabajado mucho para comprar esa comida; comía porque mi abuela me decía: "Ale, tantas horas que pasé en la cocina preparándote ese plato y no vas a comer más que eso". Comía porque la tía me había traído un dulce de regalo de su viaje; comía porque en la reunión familiar picaron un pastel para celebrar alguna ocasión, y si no lo probaba lo iban a echar a la basura. En todo ese tiempo pensé en todos menos en mí mismo. Jamás me había tomado el tiempo para realmente escuchar a mi organismo. Nunca me detuve a pensar: *Okey, déjame tocarme el estómago, ¿realmente tengo hambre? ¿Mi cuerpo realmente necesita que yo lo alimente para seguir funcionando?*

Cuando estás metido en este círculo de comer sin pensar en las consecuencias que tiene en tu cuerpo, almuerzas el plato principal, el postre, la fruta, comienzas a eructar, te vas al trabajo aunque no puedas contigo mismo, pero tienes que trabajar. Pasas toda la tarde perezoso y con sueño. Sin embargo, cuando a las cuatro de la tarde alguien trae algo dulce para merendar en la oficina, aun sintiéndote mal, te lo comes. Un par de horas más tarde regresas a tu casa y vuelves a comer otro plato fuerte, más postre y tragos, y te acuestas a dormir con la barriga *llena* de tanto comer, sabiendo que no puedes más, pero es lo único que sabes; eres víctima de tus propias acciones y hábitos.

Te vas acostumbrando a pensar que lo normal en la vida es estar así de lleno todo el tiempo, y que los malestares se solucionan tomando antiácidos. De esta manera sigues callando tus sentimientos, tapándolos con grandes mordiscos de placer que te ayudan a entretener a tu mente para no responsabilizarte por lo realmente importante que son tus sentimientos y las carencias que tienes desde tu infancia. Aunque te haces el sordo de los pedidos de auxilio de tu alma, tu cuerpo te sigue gritando. Y te entiendo porque estuve ahí, lo pasé, lo viví. Por años. En un momento triste, una galleta crujiente en tu boca ayuda a matar la ansiedad por segundos, pero la verdad es que no la desaparece ni soluciona el problema real. Al terminar de masticar, tu dolor persiste e insiste.

Es un hábito tan fuerte y profundo que aun después de muchos años de haber adelgazado, cuando me siento triste, atacado, inseguro, a veces todavía me pesco recurriendo a mi coraza de agresividad, o hasta abriendo y cerrando el refrigerador a ver qué como. La diferencia es que ahora lo logro controlar, porque ahora comprendo de dónde viene y donde está. Me hablo frente al espejo. Me pregunto: "¿Qué siento ahora mismo?", y tomo un papel y un lápiz y escribo mi respuesta. Te aseguro que ver tus palabras por escrito te permite analizar lo que realmente te está pasando en ese momento y te abre los ojos en cuanto a la razón detrás de comer eso que tanto "quieres".

> *Necesitas encontrar la raíz del problema que te lleva a comer sin pensar en tu bienestar… para poder finalmente encontrar ese equilibrio físico y emocional que tanto te mereces.*

Cuando logres descubrir por qué estás buscando refugio en la comida, cuando logres comprender qué es lo que estás tratando de tapar, qué emociones, qué sensaciones desagradables estás tratando de evitar, recién ahí vas a poder dar otro paso hacia delante, hacia la sanación. A la larga, necesitas solucionar ese dolor profundo, necesitas encontrar la raíz del problema que te lleva a comer sin pensar en tu bienestar. Y cuando la encuentres, debes desenterrarla, reconocerla y hacer las paces con ella para poder finalmente encontrar ese equilibrio físico y emocional que tanto te mereces.

Ahora recurro cada vez menos a la comida en momentos de crisis, pero me tomó tiempo, esfuerzo, paciencia y perseverancia. Ahora sé que uno tiene que nutrir todas las áreas de su vida en las buenas y en las malas para mantener un equilibrio saludable. Ahora comprendo más que nunca que para realmente llevar una vida saludable y feliz, para lograr adelgazar, tienes que prestarle la misma atención a tus emociones, tienes que adelgazar tu mente de pensamientos negativos, creencias destructivas y sentimientos dolorosos.

MI GORDURA EMOCIONAL A FLOR DE PIEL

Yo tardé años en descubrir mi gordura emocional. Cuando al fin hice clic y comprendí lo que me había pasado, ya estaba mucho más delgado, ya me había mudado de mi pueblo a la capital de Venezuela, Caracas, ya estaba encaminado en mi vocación artística y estudiando Abogacía en la universidad.

Como bien describí en los capítulos anteriores, al entrar en la pubertad, al llegar a esa etapa en mi vida de niño en la que lo que más deseaba era tener una conexión especial con mi papá, descubrí que una manera de conectarme con él y conseguir ese cariño, ese calor, esa protección que tanto añoraba, era a través de la comida. Cada vez que nos sentábamos a almorzar, no veía la hora de recibir una de sus frases de atención y aprobación: "¡Eso, el rey de casa, mira cómo come!", "Oye, no estás comiendo nada, sírvete más", "Sírvele al hombre de la casa, ¡vamos por el segundo plato!". A esas palabras alentadoras que tanto me encantaban, yo las sentía como grandes aplausos de mi papá. Eran eso que tanto buscaba mi corazón para sentirse amado, era lo que con tanto desespero esperaba ese niñito para saber que su papá estaba orgulloso de él. Y comprendí que esa era mi manera de llamar la atención de mi padre, y sentir que me quería. ¿Quiero más aplausos? ¡Como más! ¿Quiero que me tome más en cuenta? ¡Como más!

Por otro lado, mi mamá y mi abuela también alentaban este comportamiento de comer excesivamente. Mi mamá me decía en tono de culpa: "Oye, ¿tú sabes cuántos niños hay muriéndose de hambre y tú me vas a dejar ese plato de comida?". Y mi abuela, que tenía fascinación con mis cachetes gorditos, decía con orgullo: "Desde ayer cocinando todo le día y le hice especialmente a Alejandro esta comida". Y aunque estuviera lleno, me lo comía.

Este mensaje que venía recibiendo con la comida comenzó a jugar un papel importante en otras áreas de mi vida. Al principio comía mucho para recibir la atención y aprobación de mi padre pero, con el tiempo, la comida se convirtió en mi herramienta para lidiar con las otras emociones tóxicas que estaban acomodándose en mi alma. Mientras más burlas sufría en la escuela, mientras más solo, renegado y rechazado me sentía, más me volcaba en el calor y la protección que me brindaba la comida. Pero nadie te dice todo lo que vas a sufrir si te pasas de peso, nadie te avisa que no sólo te va afectar físicamente sino también emocionalmente.

Claro, al engordar, los acosos en la escuela cada vez eran mayores y las burlas se sentían como navajas en mi alma. Siendo un niño al que tanto le encantaba el estudio, ir a la escuela se convirtió en mi tortura diaria. Y no ayudó en nada el cambio de compañeros de clase al entrar en primer año de bachillerato.

Caminar por la escuela e ir a clase significaba recibir una lluvia de burlas constantes: "¡Arepa con todo!" "¡Shamu!" "¡Ballena asesina!" "¡Albóndiga con patas!". Para lidiar con estas olas de insultos mi reacción inicial fue reírme. *O me río o me enojo*, pensaba. *Y si me enojo, y peleo, vamos a terminar en la dirección y van a llamar a mi padre y se va a preocupar; no quiero mortificar a mis padres porque trabajan mucho.*

Pero por más que al principio me riera, por más que aparentara que no me afectaba, por dentro estaba hecho trizas. Fueron unos momentos tan fuertes y duros que se me quedaron grabados de por vida. Son las cicatrices que siempre llevarás contigo y si no las curas a tiempo y les cambias el significado que tienen en tu vida, te causarán dolor y hambre por siempre. Y sí, con ellos me hacía el gordo simpático, pero cuando llegaba a mi casa me encerraba en mi cuarto y me sentía tan solo y triste que me largaba a llorar y peleaba mucho con Dios. Entre lágrimas, le preguntaba: "¿Por qué mi hiciste así, Diosito? ¿Por qué a mí?", por qué tenía la cara brotada, por qué tenía que tener frenillos, por qué tenía que usar lentes, por qué no podía ser como los guapitos del salón, por qué no gustaba ninguna niñita de mí, por qué no querían jugar conmigo, ¡por qué *era gordo*! No entendía por qué no me querían incluir en nada, por qué no me llegaba nunca la tarjeta para sus cumpleaños, esa fiesta de la cual todos comentarían el lunes siguiente en clase, esa fiesta a la cual no fui invitado pero siempre esperé la invitación. Todo esto me llevó a aislarme cada vez más del mundo.

¡Y ni hablar de los días de Educación Física! ¡PESADILLA! Yo consideraba que esos días eran realmente los peores de mi vida. Para la clase tenía que ponerme un pantalón que aunque era XXL igual se estiraba por mi cuerpo macizo y, como si fuera poco, atrás decía "Speedo", entonces todos se reían y gritaban en tono de burla: "El de Chabán dice 'Eeeeespeeeedooooooo'". Por otro lado, como sudaba tanto que me daba pena, me ponía una guardacamisa debajo de la franela, lo cual lo único que hacía era causarme más calor. Y no te olvides de mi suéter "disimulador" de gordura. El sudor era tal que lograba traspasar las dos capas de ropa y aparecía como unos círculos mojados en los sobacos que no podía disimular, por los que me decían que tenía arepas debajo de los brazos.

Tal era el sufrimiento en esa clase de Educación Física que yo me inventaba enfermedades para evitarla a toda costa. Un día decía que tenía ganas de vomitar, otro que tenía la presión baja, cualquier cosa para no participar. Es más, una vez me caí en serio y me tuvieron que llevar al hospital. Me dolía mucho el pie, pero cuando el doctor me lo revisó me puse a pegar unos gritos el triple de fuertes porque pensaba: *Si me ponen yeso, son tres meses sin tener que ir a la clase de Educación Física mientras que, si me ponen una venda, es solo una semana.* Prefería lidiar con la incomodidad del yeso que me picaba horrible por el calor, y las muletas, que no eran nada fáciles de manejar con mis trescientas libras, que tener que lidiar con las burlas y la vergüenza de esa bendita clase en la que mis compañeros se reían de mí y me decían: "Rebota Chabán, rebota" o "A Chabán es más fácil saltarlo que darle la vuelta".

A esta altura, ya estaba totalmente consciente de cada imperfección de mi cuerpo lleno de estrías, celulitis, manchas color café en el cuello, en las axilas y grasa excesiva. Los pantalones se me pegaban en la entrepierna y se rozaban tanto que siempre los terminaba rompiendo cuando todavía estaban bastante nuevos, entonces mi mamá, para ahorrar, me cosía dos parches para tapar los huecos, así yo podía seguir usando el pantalón un tiempo más. Había unas camisas escolares que usábamos marca Flipper que tenían dos mini delfines en una manga, pero cuando yo me la ponía, todos se reían y decían que la mía no tenía un delfín sino una ballena.

Así me pasaba sucesivamente con cualquier cosa. Al prepararme en la mañana para ir al colegio, ponerme un calcetín en un pie era toda una hazaña. Ya el peso ni siquiera me permitía doblarme cómodamente para hacerme los nudos de los zapatos. Y mientras me iba vistiendo, iba anticipando lo que me dirían por la camisa, por el pantalón, por el sudor excesivo, por mi pelo, por mis lentes, por las espinillas.

Y no creas que sólo tenía que lidiar con el sarcasmo de mis compañeros; los maestros eran igual de mofones y *bullies* conmigo. En la clase de Educación Física, yo corría y hacía todo el esfuerzo posible para alcanzar las gradas cuanto antes, pero siempre llegaba de último y el maestro me lo recalcaba en frente de todos mis compañeros: "Chabán, apúrese que está corriendo en cámara lenta", con lo cual todos estallaban de risa, mientras yo me acercaba bañado en sudor y jadeando.

Cuando se comenzaron a formar los grupos de amigos del colegio, como yo era el más estudioso y *nerd* de mi clase, empecé a usar eso como ventaja y les ofrecía meterlos en mis trabajos de clase como para negociar cierta amistad, pero en realidad no eran amistades sino un intercambio de negocios. Eso no hacía que me invitaran a salir con ellos, a sus fiestas, a nada. Pero al menos esos cinco minutos los compartían conmigo, y yo creía que me debía tratar de conformar con eso.

Aparte de todo, el problema con lo que me estaba ocurriendo en aquel entonces es que en esa época en mi pueblo nadie sabía que lo que me estaba ocurriendo era el famoso *bullying*. No estaba tan claramente identificado; se creía que eran simplemente cosas de muchachos, niñadas, no se sabía el daño que hacía para el que lo sufría, y al no estar conscientes de todo esto, no se hablaba del tema. Por ende, jamás se me ocurrió ir a contarle a mis padres todo lo que estaba sufriendo en la escuela, y menos aún porque sabía lo duro que trabajaban mi papá y mi mamá, cómo sacrificaban sus días para sacarnos a todos adelante. Me parecía inaceptable molestarlos con esa tontería de las burlas que sufría en la escuela, entonces me las callaba y me encerraba en mi cuarto a llorar solo.

La realidad es que, además de no querer causarle otra preocupación a mis papás, también tenía miedo de que le dijeran algo a la directora porque sabía que entonces ella se lo comentaría a la maestra, quien a su vez podría mencionárselo a mis compañeros, lo cual me transformaría en el gordo chismoso del salón de clases, y tendrían la excusa perfecta para reírse aún más de mí. Prefería sufrir y aguantar en silencio. Mi único consuelo era comer.

Así fue cómo, detrás de mi armadura de grasa, ese niño dulce y dócil se perdió y se convirtió en una persona defensiva y rabiosa. Poco a poco se me fue acumulando una ira inmensurable en mi interior que por momentos inevitablemente explotaba como un volcán. Como nunca antes había sido agresivo, como esa emoción de ira no era parte de mi naturaleza, tampoco había aprendido a pelear físicamente. Por lo tanto aprendí a expresar mi enojo rabioso con las palabras, las cuales se transformaron en mis puñales, lo más punzante y doloroso que tenía a mi alcance, lo único que sentía que podía usar para defenderme.

A esta altura, todo me molestaba, me irritaba. Cuando mi mamá tocaba a la puerta de mi cuarto para avisarme algo, yo le gritaba cuatro groserías para que se fuera. Le empecé a decir cosas feas a mis hermanas. Me había transformado en una persona sumamente amargada y me aislaba encerrándome en mi cuarto toda la tarde. Mis papás, sorprendidos, pensaban que este cambio de actitud se debía a la pubertad; nunca lo asociaron a mi gordura.

Esas explosiones volcánicas cada vez se hicieron más y más comunes. Ya para mis trece años, mi agresividad se convirtió en una batalla en contra del mundo. Odiaba a todos y me volví súper déspota. Veía a mis padres con su peso normal y a mis hermanas menores que tenían problemas por ser demasiado flacas y me sentía tan solo. Vivía enojado con la vida, no comprendía por qué me tenía que pasar a mí, no entendía por qué Dios había decidido castigarme de esta manera.

Mi violencia no solo explotó en casa sino también en la escuela, pero en vez de atacar a mis compañeros, atacaba a mis maestros. Una vez a una maestra le dije: "Cepíllese que tiene mal aliento". Y a otra la hice llorar en el salón frente a todos mis compañeros. Me había convertido en el gordo rebelde y pensaba que esta nueva actitud me ayudaría a pertenecer al grupo y ser *cool*. Pero la realidad es que, aunque en aquel entonces no lo notara, seguía solo, sin amigos. Es más, yo también era víctima de mi propia agresión. Me decía todo el día: "No vales nada, eres feo, qué asco das, no sirves para nada, hueles mal, nadie te quiere, no mereces nada". Esa agresión hacia el mundo y hacia mí en vez de protegerme o ayudarme sólo me perjudicaba aún más.

Sin darme cuenta me había convertido en el *bully* que tanto odiaba. Al fin y al cabo, esos cinco minutos en los que me burlaba de los maestros eran al menos cinco minutos en los que no se podían burlar de mí mis compañeros, cinco minutos en los que tenía su apoyo, estaban conmigo, sentía que pertenecía, cinco minutos en los que descargaba toda la ira que llevaba por dentro y nadie me atacaba a mí.

Mi agresividad y tristeza estaban tan a flor de piel, que si yo caminaba por la calle y alguien se reía, enseguida les preguntaba en tono de confrontación: "¿Y por qué tú te estás riendo de mí?". Todo me lo tomaba como algo personal, cuando en realidad no tenía que ver conmigo. Sentía que todo el mundo estaba en contra de mí. Y si tenía que ir con mis padres a una fiesta familiar, un evento alegre como ese se convertía en mi tortura. Pasaba horas pensando en qué ponerme porque ya nada me cerraba. Me probaba un pantalón, me acostaba en la cama para intentar cerrarlo y se me rompía; me probaba otro que tampoco servía, y eran tal las vueltas que finalmente me daba por vencido y no iba.

Cada vez me iba aislando más. Para cuando ya transitaba por los últimos seis meses de mi obesidad mórbida, me levantaba hasta de noche a comer. Era una adicción tan fuerte por la comida, la autodestrucción era tal, que ya no me quedaba ningún tipo de autocompasión. Ya me sabía tan gordo que lo había aceptado, pero mientras más comía, más deprimido me sentía y menos energía tenía. *Soy el gordo, ya está, nadie me quiere, apesto y me lo hacen saber, ¿para qué seguir luchando?*, y con ese pensar, tiré la toalla y acepté esta nueva identidad. No veía otra salida, no había esperanza. Había llorado tantas veces, había peleado con Dios tantas veces, que me había dado por vencido y pensaba que esa sería mi vida, no me quedaba otra. "Soy gordo", eso era lo que me había tocado y punto.

Entre todo este dolor y angustia y desesperación, en algún

momento pensaba: *¿Para qué vivir? Mi vida no vale la pena. Prefiero morirme y dejar de ser un estorbo para la gente a mi alrededor.* Mi vida no tenía sentido. Me imaginaba el suicidio como un momento de gran alivio en el que podría finalmente dejar de ser esa piltrafa que incomoda, que insultan, que apesta, que no sirve para nada. Mi infierno me lo vivía yo solito. Tenía tanto desamor propio, tan baja autoestima, tanta inseguridad, que no tenía lugar para nada más. Sin embargo, lo que no me permitió llevar a cabo ninguno de estos pensamientos suicidas fueron mis padres y mis hermanas. Por más que ya no sabía qué hacer para sacarme de encima este peso emocional y físico, sí tenía una cosa bien clara: no quería dejar de verlos, no quería hacerles eso, no se merecían ese sufrimiento. Así que no me quedó más que seguir adelante como pudiera.

Seguí arrastrándome por la vida, pensando que no tenía otra alternativa, que así sería de ahora en más. No veía vuelta atrás. Pero el problema principal era que todavía no había logrado dar el primer paso esencial para lograr cualquier cambio importante en la vida: aún me hacía falta comprometerme conmigo mismo. Sin ese compromiso, no iba a poder lograr nada.

SEGUNDA PARTE

Los 7 pasos para adelgazar tus emociones

Prepárate para comenzar la transformación de tu vida

Cuando la gordura emocional llega a ese punto en el que ya ni sabes para qué estás en esta Tierra, es una señal de alerta roja con bocinas a todo volumen para que busques ayuda de inmediato. ¡No lo ignores, por favor! No estás solo; te aseguro que todo tiene solución, simplemente requiere de esfuerzo y compromiso de tu parte. Sé lo que es sentir ese nivel de angustia, soledad y desesperación que te empujan al extremo, que te hacen pensar que lo único que te lo quitará es la muerte. Sé como se siente no tener más esperanzas, no tener metas, no tener sueños, o sí tenerlos pero sentir que son tan imposibles que ni merecen tu tiempo. Pero también sé lo que se siente cuando por fin puedes ver esa famosa luz al final del túnel, cuando por fin alcanzas a salir de ese pozo que parecía no tener fondo, cuando por fin logras levantarte y dar un paso adelante. No es fácil, ¡pero sí es posible! YES YOU CAN!

Y quiero aclararte algo: somos muchos los que tenemos gordura emocional, y no siempre se refleja en nuestra gordura física. Hay personas que logran rebajar y mantenerse delgadas sin prestarle atención a sus emociones pero, al no trabajar esa parte interior, continúan estando totalmente apegadas a la comida. Y hasta existen las personas que nunca fueron gordas, que nunca tuvieron problemas de peso, pero igual tienen un vínculo malsano entre la comida y su emociones. Por ejemplo, tengo una amiga que tiene un cuerpazo y está flaca, pero si la deja un novio, va y se come tres bandejas de sushi tempura, se pasa días sin ir al gimnasio, come paquetes enteros de galletas, todo para llenar ese vacío repentino que le ha causado el final de esa relación. No es que le afecte el peso, porque no tiene ese problema, se sigue viendo delgada, pero es claro que tiene una gordura emocional fuerte, que sus emociones están totalmente ligadas a la comida y que si no aparta el tiempo para sanar su alma de una manera más profunda, siempre va a recurrir a la comida en momentos de dolor.

> *Si corres a la despensa cada vez que tienes*
> *un problema… tus pensamientos,*
> *tus emociones, tu interior están gordos.*

Si corres a la despensa cada vez que tienes un problema, cada vez que estás solo, cada vez que tienes un mal día en la universidad, cada vez que te peleas con tu novio o con tus hijos, tus pensamientos, tus emociones, tu interior están gordos. Cuando dejas de agredir a tu cuerpo, cuando dejas de lado esa culpa ilógica, recién ahí comienza tu sanación. Una persona con emociones saludables, que no sufre de gordura emocional, es una persona que siente libertad y que entiende, comprende sus emociones, las tiene totalmente desvinculadas de la comida y lo demuestra día a día con sus acciones.

La realidad es que muchos de nosotros tenemos un gordito en nuestro interior que nos habla, que opina, que nos lleva a tomar decisiones que engordan nuestras emociones y, muchas veces, eso es lo que nos hace subir de peso físicamente. Ese gordito interior es el que te tienta a comer el pedazo de pastel que sabes que no te conviene, el que te hace reaccionar a la defensiva cuando nadie te está atacando, el que te hace sentir que no sirves para nada cuando te encuentras ante algún tipo de rechazo. Ese gordito interior es esa voz interna que te trata de convencer de hacer cosas que no te convienen. A través de este libro descubrirás de dónde viene esa voz, aprenderás a hacer las paces con tu gordito interior y lograrás comprenderlo y hasta amarlo.

Para comenzar el viaje hacia la sanación y la verdadera salud emocional y física, tus mejores amigos serán los 7 pasos que exploraremos a fondo en la siguiente parte de este libro. Son pasos que te ayudarán a adelgazar la gordura emocional que te atormenta hoy y, con el tiempo, también te podrán ayudar en otras áreas de tu vida, dando como resultado el cuerpo saludable que siempre has deseado. Son los 7 pasos que necesitamos dar para lograr cualquier cambio, meta o sueño que anhelamos tener en nuestra vida. Se trata de:

1. Comprometerte contigo mismo.
2. Identificar tu problema.
3. Definir tus metas.
4. Crear y practicar tus afirmaciones.
5. Visualizar lo que deseas.
6. Tomar acción y crear hábitos duraderos.
7. Enfocarte en el presente.

Sí, ya sé, al leer la lista, no parece tan complicado. ¿Cómo puede ser que algo tan simple nos cueste tanto? Justamente es difícil porque no estamos conscientes de estos pasos, porque no los tenemos presentes en nuestras vidas, porque no nos comprometemos con nosotros mismos, no queremos ver el problema que nos está interrumpiendo la vida, y eso no nos permite tener suficiente esperanza como para ponernos metas, hacer afirmaciones, visualizaciones y llevar a cabo lo que deseamos en la vida. Pero una vez que descubres estos pasos esenciales, una vez que los incluyes en tu día a día, que los haces hábito, que los usas en los momentos de felicidad pero más aún cuando los puedes utilizar para superar los momentos difíciles, todo cambia de perspectiva y lo imposible se vuelve alcanzable.

> *Lo único que necesitas para seguir adelante*
> *es paciencia y perseverancia, y por supuesto,*
> *la* ACCIÓN.

Lo único que necesitas para seguir adelante es paciencia y perseverancia, y por supuesto la ACCIÓN. Habrá momentos en que te querrás dar por vencido, habrá momentos en que se te hará todo muy cuesta arriba, habrá momentos en que creerás que nunca vas a lograr este gran cambio, pero estoy acá para animarte a seguir, para alentarte, para decirte que sigas adelante porque yo sé muy bien que sí se puede. No estás solo, aquí estoy a tu lado apoyándote para lograrlo. Yo pasé por todos esos sentimientos, todos esos retos, viví en carne propia una gran montaña rusa, ensayo y error, me caí muchas veces, pero lo más importante fue que me levanté de nuevo y volví a empezar. No me di por vencido y poco a poco fui descubriendo cada uno de estos 7 pasos que fueron los que finalmente me ayudaron a salir adelante.

Estos 7 pasos son los que me empujaron a ser quien soy hoy, por eso tengo tanta fe en que, si tú lo permites, si copias exactamente la fórmula, también te ayudarán. El poder para cambiar tu vida, para adelgazar tu gordura emocional, para sanar tu alma, lo tienes tú y nadie más que tú. Nadie te puede obligar a hacer dieta, a seguir un plan, a cortar tu círculo doloroso si tú no tienes ganas de hacerlo. Para realmente lograrlo, para por fin hacer ese cambio tan necesario en tu vida, es fundamental que tú des el primer paso, por tu cuenta, y leer estas páginas es una señal de que vas por el camino correcto: tienes que comprometerte contigo mismo.

CUATRO

Paso 1: Comprométete contigo mismo

VOY A ADELGAZAR porque mi hija se va a casar. Voy a adelgazar para que me entre el vestido. Voy a adelgazar porque viene mi boda. Voy a adelgazar porque el hombre que amo me dijo que lo hiciera. Voy a adelgazar porque quiero que me acepten y me quieran mis amigos. Voy a adelgazar para complacer a mis padres. A todos los que tenemos o hemos tenido libras de más se nos ha cruzado alguno de estos pensamientos. ¿Te das cuenta de lo que tienen en común cada una de estas frases? Pues, ninguna te está llevando a un compromiso contigo mismo. Son todas razones para adelgazar impulsadas por un evento externo, porque alguien te lo pide. Pero eso a la larga no sirve de nada, porque la fiesta o el evento se termina en un día, el vestido pasa de moda, los novios van y vienen, todas esas circunstancias son pasajeras, excepto el dolor en tu alma.

Créeme, de nada te va a servir comprometerte a hacer algo por otros. Ese tipo de compromiso es muy fácil de romper porque el sacrificio de no comerte esa *donut*, o no tomarte ese traguito o de ir a ejercitarte sólo lo tendrás que hacer tú. Levantarte de la cama a pesar de tener sueño sólo lo lograrás de manera constante si esa meta es tuya. El compromiso es invisible, pero uno sabe cuando existe. Uno sabe quién está comprometido con un proyecto y quién no… Es hora de sincerarnos. Tenemos que ser honestos con nosotros mismos, tratar de comprender qué es lo que nos está impidiendo dar este paso esencial, enfrentar y romper ese miedo y comprometernos con nosotros mismos. Porque, ¿sabes qué? Si no lo haces tú, nadie lo hará por ti. De la misma forma en que tú no te puedes comprometer por los demás, pues, los demás no se pueden comprometer por ti. Es así de simple. El poder está en tus manos.

Según un estudio realizado por la Universidad de Scranton, el 75% de los que creamos una lista de resoluciones cada Año Nuevo la mantiene durante la primera semana. Luego de cuatro semanas, el 64% ya no cumple con los propósitos trazados a inicio de año, y en seis meses, solo queda un 46% enfocado en sus resoluciones. Al final del año, 39% de la gente encuestada de veintitantos años y 14% de las personas encuestadas mayores de cincuenta años dicen haber seguido enfocadas en sus resoluciones el año entero. Las personas, en general, no llegan a concretar sus deseos de Año Nuevo porque sus resoluciones no representan un compromiso real con ellos mismos; son solo ilusiones. Comprométete contigo y comienza a descubrirte y conocerte.

Por ejemplo, tengo una amiga que quiere escribir un libro. Está en el momento perfecto para llevarlo a cabo y tiene todo a su alcance para hacerlo. Me reuní con ella, hablamos del tema, desarrollamos ideas, se vio con su terapeuta, con el brujo, el numerólogo, hizo todo lo que necesitaba para asegurarse de que ese era el camino correcto, y todos le dijeron que sí. Uno de ellos hasta le dio un plan de ataque: que le dedique media hora de cada uno de sus días a escribir, para así poder ir avanzando. Perfecto, ya estaba totalmente equipada, se había asesorado, lo único que faltaba era ponerlo todo en acción. Yo estaba súper entusiasmado por ella, quería alentarla, quería saber cómo le estaba yendo, así que al poco tiempo la llamé y le pregunté:

—¿Y cómo vas con tu libro?

— Lo comencé el primer día —me respondió— y luego lo dejé de lado. Ay, es que estoy tan ocupada, tuve que llevar a mi hija a la práctica de fútbol y mi hijo necesitaba que le compre cuadernos para la escuela, luego mi marido me pidió que lo acompañara a un evento del trabajo y mis padres llegaron a visitarme así que estoy ocupadíiisima…

Ahí ya dejé de prestarle atención. Excusas, excusas y más excusas. Me di cuenta enseguida de que sí, había hecho todo lo necesario para prepararse, pero se había olvidado de un paso esencial: comprometerse consigo misma. Por eso este paso es el primero de los siete. Si no logras comprometerte contigo mismo, no vas a poder lograr todo lo que está a tu alcance.

Conozco a otra persona que tiene mucho exceso de peso para su pequeña estatura, vive cansada, sufre de calor constante, batalla para respirar, al punto que respira por la boca para ver si le entra más aire. Sé muy bien lo que está sintiendo por dentro y por fuera, día a día. No es que solo tiene que lidiar con tantas libras de más que le impiden llevar una vida normal a nivel físico, también tiene que lidiar con el peso en su alma, esa gordura emocional que te carcome por dentro y se refleja por fuera. Es una persona maravillosa y sabe muy bien que tiene demasiado sobrepeso, tanto así que me ha comentado que sabe que no le queda mucho por vivir, que un día hasta casi ni pudo levantarse de la cama… y se ríe, para tapar su dolor lo trata como si fuese un chiste.

Sin embargo, por mucho que le cueste levantarse de la silla, cuando de comida se trata, es la primera en llegar a la mesa y servirse un plato enorme que la ayudará a calmar su dolor. Lo veo y me reconozco y la entiendo, pero también sé que no hay absolutamente nada que yo pueda hacer si ella no decide primero comprometerse con ella misma. La felicidad, el alivio de deshacerse de ese exceso de equipaje, está en sus manos. La decisión tiene que venir de ella, ese compromiso no lo puede hacer más nadie sino ella, pero mientras ella no se lo tome en serio, mientras se esconda detrás de chistes y excusas, no lo va a poder lograr.

¡BASTA DE EXCUSAS!

Quiero que te detengas un minuto ahora mismo y seas totalmente honesto: cuando no logras hacer lo que te has propuesto, ¿lo justificas con una lista de excusas? ¿Usas a tus hijos, tu pareja, tus padres, tus hermanos, tus tíos, tus amigos, tu trabajo, tu universidad como razón por la cual no has logrado hacer el cambio que tanto deseas?

A mí no me importan todas las razones por las que no hiciste lo que habías decidido hacer; a mí no me afecta en nada que no puedas lograr ese cambio que tanto quieres, que no puedas enfrentar tu gordura emocional. A la única persona que le afecta de verdad es a ti y a nadie más que a ti. La persona que más afectada se ve por la gordura emocional y física eres tú. ¿Acaso no crees que tú mereces tener prioridad en tu vida? ¿Acaso no te mereces ser feliz? ¿Acaso no te mereces cumplir tus sueños? Si has respondido "no" a alguna o a todas de estas preguntas, quiero que cambies tu respuesta ahora mismo por un gran "¡SÍ!". Sí mereces tener prioridad en tu vida, sí mereces ser feliz, sí mereces cumplir tus sueños. Y todo eso comienza con este primer paso.

> *La persona que más afectada se ve*
> *por la gordura emocional y física eres tú.*

Al comprometerte contigo mismo, dejas de lado las excusas, te das la importancia que te mereces y logras pasar de víctima a superhéroe en tu propia vida. Justificar la razón por la cual no has logrado dar este primer paso no sirve de nada. No te beneficia en lo más mínimo. Ha llegado el momento en que debes tomar el toro por los cuernos y retomar el control de tu vida. No puedes vivir echándole la culpa a los demás cuando el control está en tus manos. El momento en que te comprometes contigo mismo logras tomar las riendas de lo que te viene aplastando, por eso este ese el primer paso esencial para comenzar este nuevo camino sanador.

> *Ese compromiso contigo mismo es el primer paso hacia tu libertad, hacia la liviandad que te dará el espacio necesario para por fin enfocarte en tus sueños.*

Hasta que no hagas un compromiso contigo en el que cualquier decisión que tomes sea por y para ti, no vas a poder avanzar por el camino correcto para deshacerte de una vez por todas de ese exceso de equipaje que vienes arrastrando hace tanto. Ese compromiso contigo mismo es el primer paso hacia tu libertad, hacia la liviandad que te dará el espacio necesario para por fin enfocarte en tus sueños. Porque la gordura emocional se vuelve una distracción inmensa que no te deja pensar ni enfocarte en nada más; no te permite vivir la vida que te mereces porque pasas el día preocupado por esa carga inmensa que llevas en tu alma. Toda tu energía está enfocada en ese exceso de equipaje, en esa angustia, en ese conflicto con el que has cargado por tanto tiempo, y hasta que no tomes la decisión de hacer algo al respecto por ti mismo, no vas a llegar muy lejos.

COLOCA TU NOMBRE EN TU LISTA DE PRIORIDADES

La clave para poder identificar tu gordura emocional, encontrar tu fuerza de voluntad, establecer metas, crear afirmaciones, visualizar tu bienestar, tomar acción y enfocarte en el presente, la clave para dar todos esos pasos que estamos por explorar empieza por este primero: el compromiso es contigo. Necesitas descubrir ese poder interior, el que es más fuerte que todas las creencias que vienes arrastrando desde la niñez. Recuerda que el Universo favorece a los valientes, a los que se atreven.

> *El Universo favorece a los valientes,*
> *a los que se atreven.*

Pero, justamente por eso es que este puede ser un paso bien difícil de dar. Esas creencias arraigadas en nuestra mente y alma desde niños no son nada fáciles de combatir. De niños siempre aprendimos a darles prioridad a los demás, a hacer cosas por los demás. Tu mamá te pedía que te comieras la comida que estaba servida en tu plato porque había pasado dos horas cocinándola o porque había niños en África que se estaban muriendo de hambre, entonces, si no era por ella, al menos te la tenías que comer por ellos. Tu papá te pedía que estudies porque él se había sacrificado muchísimo para pagarte la escuela. Tu maestra, tu tía, tu abuela, la mayoría en algún momento de tu vida te ha hablado con este tipo de frases pidiéndote que hagas cosas por ellos y haciéndote sentir culpable si no lo haces. En nuestra cultura latina siempre nos enseñan a servir, a ser educados, a jamás decirle no a nadie. A nuestras mujeres las criamos desde pequeñas para ser grandes amas de casa que tienen que dedicar sus vidas enteras a sus hijos y maridos para ser "buenas madres". Estamos tan acostumbrados a sacrificarnos por los demás que de pronto hacer algo por nosotros mismos es algo totalmente nuevo y aterrador. Es más, a veces hasta nos escondemos detrás de este miedo a lo desconocido aferrándonos a nuestros problemas y alejándonos de lo que queremos por no defraudar a nadie.

Por ejemplo, una mujer que sufrió un abuso sexual es probable que engorde para que los hombres no se sientan atraídos por ella, para tapar su sexualidad, para alejar al sexo opuesto. Entonces, cuando la madre de esta mujer se le queja y le dice, "Ay, mija, ¿pero por qué no te has casado todavía?", ella fácilmente le contesta: "Porque estoy gorda". Listo, final del asunto. Le echa la culpa al peso, se agarra de eso como excusa para sacársela de encima a su madre, pero la realidad es que por dentro sigue sufriendo. Ese dolor, ese recuerdo sigue persistente en su mente. Lejos de una solución, es más bien un castigo. Sin embargo, ni su madre, ni su mejor amiga, ni nadie podrá obligarla a sanar su alma.

> *Un compromiso que surge de la obligación*
> *no es un compromiso duradero.*

Un compromiso que surge de la obligación no es un compromiso duradero. No solo lo tienes que hacer por y para ti, sino que le tienes que poner todas tu ganas. A la hora de emprender un plan, sea un negocio, un plan de estudio, una relación, mudarte de ciudad o un cambio personal, la persona comprometida pone su empeño, su corazón, su razón, su tiempo y su vida en ello. Y así es como logra resultados extraordinarios. El secreto está en poder ejercer el autodominio, en enfocarte y darle fuerza a la disciplina.

Para que fortalezcas tu voluntad debes hacer el hábito y enseñarle a tu cerebro que la abundancia de disciplina es el principal atributo de los triunfadores. La fuerza de voluntad te permite hacer lo que dijiste que harías, es lo que te da la fuerza interior para cumplir ese compromiso contigo. Es la virtud esencial de las personas llenas de pasión y éxito. Cuando veo a una persona con sobrepeso, sé muy bien lo que siente esa persona, porque lo viví. Conozco muy bien el control que tiene ese peso en nuestras vidas, pero también sé que tenemos el poder para no permitir que nos controle más, podemos dar vuelta la página y ser nosotros los que tomamos el control. Sí que podemos dejar de autocastigarnos, sí que podemos quitarnos de encima una maleta a la vez y aliviar nuestros cuerpos y nuestras almas. Al fin y al cabo, esa gordura extrema tanto por dentro como por fuera es un maltrato, un acto de autoflagelación. Esa creencia de que no servimos para nada nos lleva a comer más y más. Creemos que ese es el refugio ideal, que eso es lo único que nos comprende y nos hace sentir bien en este mundo, pero lo único que estamos haciendo es abusar de nuestro cuerpo, nuestra alma, nuestra salud.

Cuando llegamos a esta altura, la papa frita, el pastel, la galleta actúan como inyecciones de heroína dentro de nuestra adicción o como una sobredosis de golpes dentro de nuestro autocastigo. Te entiendo. Uno está tan acostumbrado a ese dolor que no puede ver la salida, creemos que ese cuarto oscuro en el que vivimos será así para el resto de nuestras vidas; me pasó. Mi desespero llegó a tal punto que a menudo se me cruzaban pensamientos suicidas, y mientras tanto mi agresividad hervía en mi alma a tal grado que llegó a explotar como un volcán furioso cuando menos me lo esperaba. Tuve que llegar al extremo de pesar 314 libras para encontrar la fuerza de voluntad para al fin comprometerme conmigo mismo.

LA FUERZA DE VOLUNTAD ES TU MEJOR AMIGA

La voluntad es una de las grandes virtudes, y la mejor noticia es que si hasta ahora sientes que no has tenido fuerza de voluntad, desde hoy la puedes desarrollar. Esto te dará una enorme sensación de libertad e independencia, ya que dejarás de ser esclavo de tus impulsos, de tu pasado, de tus creencias viejas y dolorosas. Hay que dominar la mente controlando cada uno de tus pensamientos para así llegar a esa fuerza de voluntad.

Para comprometerte contigo mismo, las ganas de cambiar y el dolor de tu situación, tienen que llegar a tal grado que te impulsen a buscar la cura. Es como si te despertaras con un dolorcito de cabeza. Al principio quizás no le das demasiada importancia, creyendo que al ratito se te va a pasar; pero si con las horas, en vez de desaparecer empeora, va a llegar un punto en que tendrás que tomarte una pastilla para calmar el dolor y hasta ir al doctor. Esos momentos límite, en los que llegamos a un punto en que no damos más, son los que nos impulsan a buscar una cura. Eso es lo que nos impulsa a tomar la decisión de buscar una solución, de finalmente dar ese paso hacia la sanación; es lo que nos lleva a por fin comprometernos con nosotros mismos.

Esas ganas de sentirte mejor son lo que te llevará por el camino al éxito en todas las áreas de tu vida. Eso es lo que te va a ubicar en el lugar adecuado; eso es lo que te va a preparar para continuar al siguiente paso y así seguir sanando tu salud emocional. Y eso lo lograrás con tu propia fuerza de voluntad, tus ganas de cambiar, tus ganas de sentirte mejor, tus ganas de sanar tu alma. Sin esa fuerza de voluntad, lo más probable es que no llegues muy lejos. Por eso, cuando la gente me pide que ayude a adelgazar a su hijo o hija, yo les respondo: "Es que hasta que ella o él no lo quiera hacer, no va a suceder".

¿Qué es la fuerza de voluntad? No la venden en cápsulas ni en frascos. La fuerza de voluntad es esa voluntad obstinada a perseguir una ambición propia, es verdaderamente una fuerza extraordinaria que puede ayudarnos a superar obstáculos, es el impulso interno que nos lleva a vencer y saltar cualquier barrera y lograr nuestras metas. La buena noticia es que podemos desarrollar y reforzar nuestra fuerza de voluntad si entendemos en qué consiste y por qué no la hemos fortalecido.

La voluntad es la capacidad para posponer la gratificación y resistir tentaciones a corto plazo para poder satisfacer metas más a largo plazo. La fuerza de voluntad significa ser capaz de controlar tus propios impulsos y emociones sin dejarte dominar por ellos. Es el autocontrol de la mente, el cuerpo y el espíritu. Al principio hacer lo que no te gusta parecerá difícil, pero ACTUAR a pesar del miedo y del fastidio es el entrenamiento perfecto para lograr esa voluntad. Cuanto más ejercites tu disciplina, más te habituarás a actuar de acuerdo al camino que quieras seguir.

> *Cuanto más ejercites tu disciplina,*
> *más te habituarás a actuar de acuerdo*
> *al camino que quieras seguir.*

Tomar acción nos permite debilitar las costumbres nega-tivas que nos han llevado a fracasar en una dieta u otros aspectos, metas y sueños en nuestras vidas. La voluntad no tiene mente propia, sólo espera que tú le des instrucciones. Contrólala para que logres el poder en ti. Decídete a hacer lo que TIENES que hacer. Empieza y verás lo que sucede en cuestión de semanas. Cada vez que enfrentas tu miedo con coraje y actúas, se agranda aún más tu voluntad. Pequeñas vic-torias conducen a grandes victorias. Esa es la clave para poder comprometerte contigo mismo. Necesitas algo que te mueva, que te haga tomar acción; es una sensación que te jala mucho más pesada que todo el sobrepeso que puedas tener encima. ¡Conéctate con tu fuerza de voluntad que está dentro de ti, deja de lado todas tus excusas y comprométete hoy mismo!

EL DOLOR PROFUNDO QUE ME IMPULSÓ A CAMBIAR

Entre mis 314 libras, las burlas constantes en la calle y el cole-gio y los pensamientos oscuros sobre la posibilidad de quitarme la vida, de pronto me dije: "Si yo estoy tan gordo, si no sirvo para nada, entonces debo hacer lo que la gente hace: dieta". Así fue que decidí indagar en el mundo de las dietas. Aunque todavía no había llegado a comprometerme conmigo mismo, estaba acercándome a ese paso tan fundamental. Ya sabía que estaba demasiado gordo, y también sabía que si no hacía algo al respecto me iba a hundir en mi grasa y un buen día no me iba a poder levantar más.

Como en mi país era tabú que un hombre hiciese dieta en los noventa, me escondía de mis padres para hacerla. Es que para una familia hispana árabe, un hombre fortachón, grande y gordo es sinónimo de macho. Buscaba respuestas en las revistas de farándula de mi mamá, donde lo único que veía eran actores y actrices con unos cuerpazos y lo que parecían ser unas vidas perfectas. Me preguntaba cómo hacían para verse tan bien, y todos los famosos decían que era genética, que comían de todo sin engordar y que no hacían casi nada de ejercicio. Y yo me quedaba perplejo, confundido, no entendía cómo una persona se podía ver así de bien y comer lo que quisiera, mientras yo era todo lo contrario. Le preguntaba a Dios por qué me había castigado de esa forma a mí, pero a su vez, ahora estaba comenzando a tomar acción al respecto, aunque no eran métodos sanos y recomendables.

Una vez, había leído que los asiáticos usaban la mesoterapia para bajar de peso, lo cual consistía en tratar las zonas más afectadas por la gordura con microinyecciones de medicina homeopática, alcachofa, vitaminas, etc. Parecía un método fácil y era algo que podía hacer a escondidas en mi cuarto sin que nadie se diera cuenta. ¡Bingo! Me fui corriendo a la tienda asiática de mi barrio a comprarme todo lo que necesitaba para el tratamiento, volví a casa y me encerré en mi cuarto para poner manos a la obra, solo, sin ningún tipo de guía, sin nada de supervisión. Tal fue el peligro de esa situación que en uno de los tratamientos, no sé qué hice mal, pero se me infectó la zona de la inyección y todavía tengo la marca para probarlo. Sufrí, me lastimé y no me ayudó a bajar nada de peso. Pero mi angustia y dolor emocionales eran tan grandes, que nada me detenía.

En otra ocasión escuché hablar de las fajas y una crema mágica que ayudaba a cualquiera a adelgazar. Otra solución mágica, ¡a probarla! Me levantaba a la mañana y me aplicaba esta crema reductora caliente por toda la barriga y encima me ponía la faja, lo más apretada posible, con el fin de quemar esa grasa localizada. Luego me vestía con la camisa y pantalones del colegio y el bendito suéter que nunca faltaba, ya que era mi caparazón física contra el mundo. Si antes sudaba muchísimo, ahora con crema y faja el sudor era insoportable, estaba increíblemente incómodo, quemándome la piel, pero todo fuera para rebajar. Después de unos días de seguir esta rutina tortuosa, en ese calor de Maturín que no da tregua, la piel se me empezó a sancochar y me salió una gran erupción en la barriga sumamente desagradable. Otro gran sacrificio que no sirvió para nada, porque no vi resultado alguno.

Mi gordura había llegado a tal punto que era una batalla caminar, era una batalla levantarme de la cama, era una batalla ponerme los calzoncillos, era una batalla ponerme los zapatos, era una batalla ponerme la playera. Conciliar el sueño me costaba horrores. Ese momento de paz que viene con dormir me resultaba desagradable porque tardaba un largo rato hasta encontrar la postura que me permitiera respirar bien. Recién ahí podía dormirme. Hasta era una batalla bañarme, secarme. ¿Cómo te secas? ¿Cómo te secas los pies si no los puedes alcanzar? Cuando por fin lograba secarme un lado del cuerpo ya el otro estaba totalmente sudado por todo el esfuerzo que implica el simple hecho de secarse el cuerpo al salir de la ducha; entonces me preguntaba si sería mejor meterme a bañar otra vez, pero ¿para qué? ¿Para salir y volver a pasar por el mismo proceso? Vivía acalorado, lo único que quería era estar en cuartos con aire acondicionado, y el olor, ¡ay! El olor que me sentía era horrible, era a grasa, a sudor. Me resultaba tan desagradable que me bañaba hasta tres veces por día para quitarme de encima esa sensación insoportable de gordura y ese olor que me acompañaba por doquier, sin importar cuánto perfume me ponía para disimularlo.

Cuando era más pequeño, previo a mi gordura extrema, y mi mamá, como la mayoría de nuestras madres, me preguntaba si me había bañado, cepillado, todo para asegurarse de que estaba limpio, yo siempre le contestaba, "Ajá, sí, sí, sí", como para que me dejara jugar Nintendo tranquilo un rato más, cuando en realidad todavía no me había bañado, pero ella ni se daba cuenta. Sin embargo un día, unos años más tarde cuando ya era gordo, mi mamá me hizo la misma pregunta de siempre: "Hijo, ¿ya te bañaste?". Y esta vez mi "sí" era verdad, me acababa de bañar, por lo que jamás esperé su respuesta furibunda al verme: "¡Eres un mentiroso, voy a sacar la chancleta porque no puede ser que no me digas la verdad!". Voló hacia su habitación, volvió con la chancleta en mano y me llevó a los gritos al baño, me quitó la ropa y me metió en la ducha. Me quería morir de la vergüenza. Además de la frustración de que no me creyera, yo estaba en pleno desarrollo, con los primero vellos asomándose por mi cuerpo; entonces que mi mamá me viera desnudo y se pusiera a frotarme el cuerpo enfurecida con una esponja era súper humillante. No sabía para dónde mirar.

Claro, ahora entiendo lo que pasó. Como estaba tan gordo, cuando me bañaba había partes de mi cuerpo que yo no alcanzaba por la gordura, como mi cuello. No me las lavaba bien porque no las podía ver, porque ni siquiera las podía tocar, pero ni me daba cuenta de que quedaban sucias. Cuando mi mamá me vio el cuello sucio, pensó que le estaba mintiendo porque realmente parecía como si no me hubiese bañado. ¡Qué momento vergonzoso y duro! No lo olvidaré jamás.

A todas estas, seguía tratando de hacer dieta a escondidas. Si escuchaba que decían que el pan engordaba, entonces dejaba de comer pan, pero me metía pasteles y refrescos y arroz. Luego escuchaba que el arroz engordaba, entonces le decía a mi mamá:

—Ay, no, hoy no me provoca arroz, Mamá.

—¿Pero cómo que no? Come arroz —me insistía.

—No, no, no.

Entonces me servía una montaña de papas. Obviamente, con este método no iba a adelgazar nada, pero yo no sabía eso, y ella no sabía ni siquiera que mi intención era rebajar. Era todo un secreto de estado.

Mientras tanto, las burlas, el *bullying*, habían llegado a su punto máximo. Tanto así, que para cuando cursaba tercer año de la secundaria ya no quería ir ni la escuela ni al club árabe. Un buen día, mi papá se me acercó y me preguntó por qué. Al fin pude compartir que sufría burlas constantes y que ya no podía más. Entonces, quiso saber si los problemas me los causaba alguien en particular y le dije que sí.

La razón por la cual yo no quería ir a la escuela era para evitar la lluvia de burlas que recibía al entrar al salón. Antes me sentaba adelante, ya que me seguían interesando los estudios, pero era tal el abuso verbal que tuve que cambiar de estrategia. Cuando me sentaba adelante, mis compañeros gritaban cosas como: "Maestra, ¿qué dice ahí? ¡El elefante no me deja ver la pizarra!". Estaba tan saturado de todos los insultos que comencé a llegar tres minutos tarde a clase y me sentaba en la última fila, al fondo del salón. Ni siquiera me importaban los regaños de mis maestros por llegar tarde, todo con tal de evitar el palabrerío doloroso de mis compañeros. ¡Cómo me hubiese gustado tener el súperpoder de hacerme totalmente invisible en esos momentos! El problema con esta táctica nueva era que al final del salón también se sentaba el muchacho que más se burlaba de mí de todos, por lo que desde primera hora de la mañana ya comenzaba a molestarme, y no me quedaba más que aguantarlo y rezar que el día escolar terminara lo más rápido posible.

Mi papá quedó sorprendido con el cuento, ya que hasta ese momento no sabía ni se había dado cuenta de que yo había estado sufriendo tanto a causa de estas burlas. Entonces decidió compartir una anécdota de cuando él era niño. Me contó que él también había sufrido burlas. Había un muchacho que vendía periódicos por su casa y que tenía como pasatiempos burlarse de mi papá, hasta que un buen día mi papá llegó a su límite y explotó. Agarró una botella y se la partió por la cabeza. Después de ese incidente, el muchacho nunca más le dijo nada. Al contarme esto, me comentó que había momentos en la vida en que a las personas había que devolverles con lo que te dan para enseñarles una lección. Lo escuché atentamente y me pegó mucho ese cuento. Jamás me hubiese imaginado que mi propio padre, la luz de mis ojos, mi ejemplo, también había sufrido burlas. Sin embargo, yo jamás había sido agresivo a nivel físico. No sabía ni cómo pegar un golpe; lo mío era de la boca para afuera. Pero el cuento de mi papá me envalentonó.

Definitivamente no es la solución adecuada a un problema como este, pero me imagino que ante el desespero de no saber qué hacer para ayudarme, se le ocurrió que compartir ese momento de su vida conmigo y alentarme a defenderme podría aliviar mi angustia y ayudarme a cobrar fuerza e ir a la escuela. Jamás se hubiese imaginado lo que pasaría unos días más tarde.

Después de esta charla con mi papá, me dejó en el colegio como siempre y apliqué mi estrategia de entrar tarde, como lo venía haciendo, para ser lo más invisible posible. Me senté en la última fila, al fondo del salón, y el muchachito insoportable que siempre tenía un comentario para todo y no me dejaba en paz me dijo algo como "Ay, la vaca hace muuuuu". Me cegó la furia acumulada de años y sin siquiera estar consciente de lo que estaba haciendo, agarré mi lápiz, me volteé hacia él y se lo clavé de un saque en el cuello. El tipo pegó un alarido de dolor, le empezó a salir sangre, vino corriendo la maestra para ver qué estaba pasando y yo estaba parado ahí, en trance, bufando como un diablo. Había llegado a mi límite absoluto. Lo único que pensaba era que si alguien más se metía conmigo le clavaba otro lápiz. Estaba totalmente fuera de mí, sacado. Era un volcán que había venido burbujeando durante años y finalmente había explotado y ahora lo único que me rodeaba era una lava ardiente que quemaría a quien se acercara. La sensatez, el razonamiento, la empatía, todo cayó bajo el control de esa gordura emocional que llevaba cargando dentro de mí por tanto tiempo y me llevó a reaccionar con una violencia extrema totalmente inusual en mí.

Llamaron a la ambulancia, a mi papá y me suspendieron del colegio por tres días. Al muchacho al final, bendito Dios, no le pasó nada grave. Sin embargo, todo este encontronazo sí sirvió como una gran llamada de atención para mis padres. Por fin comenzaron a abrir los ojos, por fin se dieron cuenta de que aquí había un problema más grave. No fue mi salud lo que les preocupó de entrada, es decir, a mi gordura en sí no la veían como el problema, pero sí mi agresividad. Sabían bien que aunque en los últimos años había agredido a todos con mis palabras, no estaba en mi naturaleza ser físicamente agresivo. Por eso este episodio los dejó totalmente atónitos. Había llegado la hora de hacer algo.

Pensaron que si lograba adelgazar las burlas serían menores y mi agresión se alivianaría, así que compraron un libro llamado *La antidieta* y comenzaron a tomar medidas para ayudarme a rebajar. El problema con esta estrategia era que yo todavía no me había comprometido conmigo mismo. Ellos estaban tratando de que me comprometiera, estaban imponiendo estas nuevas reglas por mi bien, pero yo todavía no había hecho ese clic. Y hasta que uno no se compromete con uno mismo, el esfuerzo de los demás no hará gran diferencia. Mi mamá le puso un candado a la nevera y a la alacena le ataba un paño con un nudo que solo ella sabía desatar para que yo dejara de comer de más. Sin embargo, como yo no había hecho el compromiso conmigo mismo, ese candado y ese paño no me hacían diferencia alguna. Mientras ellos pensaban que eso me ayudaba, yo me iba al negocio de mi papá y le pedía dinero a la muchacha que trabajaba en la caja registradora, quien hacía un vale y me lo daba, y con eso me iba a comer lo que yo quisiera sin que ellos se enteraran.

En casa en sí no es que hubo un cambio drástico en lo que comíamos, pero al estar conscientes de que me tenían que ayudar a adelgazar, mis padres al menos habían empezado a interesarse más en la nutrición y en cómo incorporar alimentos más sanos en nuestro día a día. Entonces, mi mamá cambió la mayonesa común por la *light*, en vez de comer una arepa o un *hot dog* o un sándwich a la noche, comenzamos a cenar Corn

Flakes con yogur y fruta. Cambió los postres por fruta y, en lugar de refrescos, mi mamá hacía jugos "naturales" con azúcar. Es más, como mis hermanas tenían el problema opuesto, ya que eran demasiado flacas, mi mamá cocinaba doble, para ellas y para nosotros. Mi papá y mi mamá empezaron a seguir la dieta conmigo para apoyarme en el proceso. Ese cambió me ayudó a no sentirme tan solo.

Otra cosa que hacían mis papás desde siempre era salir a caminar una hora todas las mañanas. Para ayudarme, modificaron esta rutina y también salían a hacer las caminatas a la noche para que yo los acompañara y me moviera un poco. El tema es que ninguno sabía de nutrición. Ellos no se daban cuenta de la cantidad de azúcar que había en el cereal, el yogur y la fruta que cenábamos en son de dieta. Y menos aún teníamos idea de lo importantes que son las porciones cuando uno está tratando de rebajar. Por ende, aunque hicimos todos estos cambios que creíamos eran más saludables, yo no veía diferencia alguna en mi cuerpo.

Me empecé a obsesionar con la balanza. Al volver de nuestras caminatas me iba al cuarto de mis padres y me montaba a la balanza para ver si había perdido algo, y me desilusionaba ver que la aguja seguía en el mismo lugar. Me empecé a obsesionar con mi peso, con mis medidas, pero seguía sin comprometerme conmigo mismo. De todas formas, mi rutina consistía en pesarme rapidito en la mañana antes de irme al colegio, mientras mis papás hacían el desayuno, luego no comía durante todo el día en el colegio pensando que al no comer bajaría de peso, y entonces al regresar a casa me volvía a pesar. Después almorzaba porque estaba muerto de hambre y me volvía a montar a la balanza, y sentía alivio al ver que no había cambiado nada por haber almorzado. Luego pasaba tres días haciendo dieta y engordaba y no entendía por qué. La situación se estaba volviendo enfermiza. Claro, al no tener la información adecuada, no bajaba, y al no bajar, me desanimaba y me preguntaba: ¿Para qué tanto esfuerzo si no veo diferencia alguna?

Mis padres seguían tratando de alentarme para que no perdiera esperanza. Aunque nunca me gustó jugar al fútbol, una vez mi papá intentó meterme en el equipo del club árabe. Me compró la sudadera, el short, los zapatos, las medias, todo para animarme a jugar. Con mis trescientas libras parecía un chiste. Llegué al partido totalmente disfrazado de futbolista y ni siquiera me sacaron de la banca. Al terminar el partido, levantarme y caminar hacia fuera me resultó una gran vergüenza. Tenía todo nuevo, sin tocar, mientras que los demás estaban sudados, bromeando entre ellos. Otra desilusión.

Otro intento de ayuda llegó con la eliminación de dulces de la casa. Todo en realidad empezó cuando a mi abuela le diagnosticaron diabetes. Mi papá se asustó con eso y eliminó todos los dulces y chocolates de la casa para prevenir que nos pasara lo mismo. Pero como esto era decisión de él y yo todavía no me había comprometido a adelgazar, me las ingenié para seguir comiendo dulces. Agarré una botella de *shampoo*, la vacié, la lavé, la llené de M&M's y la guardé en mi casillero para Educación Física. Así, aunque mi papá juraba que no comía más dulces, cada vez que me tocaba esta fastidiosa clase, podía comerme mis chocolates tranquilo. Buscaba refugios y fuerzas en el chocolate para sentirme seguro.

El problema es que aunque todavía no estaba comprometido a rebajar, cada vez me sentía más frustrado. No aguantaba más que todo mi cuerpo sudara solo, que se me irritaran las piernas, sentir que me sancochaba. No aguantaba más todo lo que tenía que hacer para mantener este cuerpo andando, como ponerme una crema llamada Hirudoid para calmar la irritación en todas las zonas en las que se rozaban mi exceso de piel y grasa por el calor. Todo me molestaba, me resultaba incómodo manejarme, amarrarme los zapatos, bañarme, limpiarme, cortarme las uñas, era incómodo sostener mi cuerpo, ya no daba más.

Así fue que llegué al 27 de octubre de 1997. Ese día, con quince años de edad, me levanté tan cansado de no poder dormir cómodamente, tan cansado de seguir sudando como si estuviera en medio de la playa cuando estaba en casa con aire acondicionado, tan cansado de las burlas, tan cansado de estar cansado, que algo por fin se conectó dentro de mí. Me paré frente al espejo en calzoncillos y observé detenidamente el reflejo que tanto asco me causaba y tanto dolor me había traído. Por fin me vi y me generó una rabia gigante contra esa persona que desconocía en el reflejo, esa persona que se apoderó de mí, que vino a arruinarme la vida cuando yo nunca la había invitado. Me veía y sentía tan pesado que creí que ya no me iba a poder sostener más. Y la rabia que sentí de pronto se convirtió en una sensación de venganza que surgió desde lo más profundo de mi ser. De pronto pensé: *Necesito matarlo, necesito acabarlo, necesito asesinarlo, él tiene que morir.* Había llegado a mi propio límite. No aguantaba más. Me miré al espejo una vez más, directo a los ojos, y dije en voz alta: "Aquí murió el Alejandro gordo".

Con esa declaración mortal fue que finalmente llegué a comprometerme conmigo mismo. La rabia, el cansancio y las ganas de cambiar eran más fuertes que yo, fueron lo que me impulsó a dar ese primer paso bendito. A partir de ese día me comprometí de tal manera conmigo mismo que ya no me daba remordimiento no comerme el pedazo de pan que me ofrecían. Más podían mis ganas de adelgazar que cualquier pastel o chocolate. Mi rabia y hartazgo habían llegado a tal punto que eran más fuertes que cualquier tentación que me pusieran en frente. Mi fuerza de voluntad por fin había atravesado las capas de grasa y tristeza en la que me había refugiado durante tantos años. Lo único que deseaba con toda mi alma era quitarme ese peso de encima.

EL CAMINO DEL COMPROMISO

Cuando salgo a cenar en grupo, como muchos conocen mi compañía y lo que yo hago, como saben de mi historia y el camino que me llevó a bajar de peso y transformar mi historia, cuando llega la hora del postre, les da pena admitir que quieren algo. "Ay, señores, por favor. No sean tontos y pídanse su postre si lo quieren", les digo cada vez que observo esta situación. Es que se vuelven súper conscientes de lo que comen porque estoy ahí. Hasta algunos me dicen: "Perdón, Chabán, perdón", cuando comen algo que engorda. ¡Como si yo fuera San Saludable! Cada quién puede tomar la decisión y hacer lo que quiera, no me tienen que pedir permiso ni perdón. ¿Por qué? Pues porque el compromiso más importante es el que tiene cada uno consigo mismo, no conmigo ni con nadie más.

El camino del compromiso es totalmente personal, cada quien lo asume y lo recorre a su manera. Nadie puede obligarte a tomar este camino; es algo que tienes que hacer tú y nadie más que tú. Por ejemplo, yo puedo batallar con mi papá y mi mamá para que coman más sano, pero no puedo obligarlos a no comer el pan de la cesta que nos sirven en un restaurante. Es una decisión que tiene que surgir de ellos mismos, yo no se las puedo imponer. Porque el día que salgan a comer sin mí, el día que no me tengan a su lado aconsejándoles comer más sano, ese día tendrán que tomar decisiones por su cuenta, y si no están comprometidos con ellos mismos, no tomarán las decisiones más saludables. Es más, si cada vez que salimos yo les doy cátedra de lo que deben o no deben comer, va a llegar un momento en que no van a querer salir más conmigo. Cada uno debe asumir su propio compromiso para realmente alcanzar sus metas. Otra persona jamás lo podrá hacer por ti.

> *Cada uno debe asumir su propio compromiso*
> *para realmente alcanzar sus metas.*
> *Otra persona jamás lo podrá hacer por ti.*

Yo tengo el compromiso hecho conmigo mismo de seguir comiendo sano y manteniendo mi cuerpo saludable. Lo he asumido y es algo que debo continuar haciendo para mantenerme en mi peso ideal. Hay días que son más fáciles que otros. La otra noche, por ejemplo, fui a un restaurante español en donde servían chorizo y papitas y todos esos manjares que te hacen agua la boca. Tenía unas ganas de pedirme todo el menú que ni te cuento, pero primero me pregunté: "¿Estás dispuesto a pagar el precio que implica comer todo eso, o mejor comer el pescado con ensalada y vegetales?". Mientras los demás miraban el menú y hablaban sobre lo que se iban a pedir, yo continué con la conversación con mi gordito interior: "Porque si te vas a comer aquello, cómetelo, pero no me hagas drama después de que sientes remordimiento y culpa y toda esa novela". Entonces vi las papas en la mesa de al lado y mi gordito interior saltó de inmediato a decir: "Pero anda, te lo mereces tanto porque te levantas tan temprano, es que trabajas tan duro, ¿y si te mueres y no te comiste esa delicia? ¿Por qué no te permites disfrutar la vida?". Permanecí callado, luchando con mi gordito interior, hasta que al fin gané la batalla y me pedí mi pescadito. Pero era una batalla personal. ¿Y por qué logré ganarla? Por mi fuerza de voluntad y el compromiso que elijo tener conmigo mismo. Es un compromiso diario, una decisión que tomas todos los días cuando te levantas.

Y sí, quizás creas que este compromiso que haces contigo mismo hoy es algo pasajero, pero no es así. Es para toda la vida. Yo estoy bien, estoy en mi peso ideal, estoy sano, pero lo mío es una comida a la vez, ya que en muchas todavía tengo esta batalla interna. Hablo con mi gordito interior cada vez que me siento a comer en un restaurante. Porque todo se trata de decisiones y de la voluntad que tiene uno para seguir su camino.

Seamos honestos, ninguno de nosotros fantasea con comerse un brocolito al vapor con limoncito y ajito y aceite de oliva y perejil. Estamos programados a pensar que algo rico es algo que engorda. Hasta ahora, que me he acostumbrado a comer sano y lo hago a diario; jamás te podría describir una ensalada como si fuese los más jugoso y delicioso del mundo. Estamos acostumbrados a sentir, a deleitarnos y a soñar con comidas en salsas, frituras y dulces. La tentación de comerme algo que no debo la tengo a diario, pero mi compromiso conmigo mismo y mi voluntad me ayudan a tomar las decisiones que a la larga son las que mejor me van a hacer sentir.

Esto no quiere decir que no tengamos un Día de Fiesta de vez en cuando. En algún momento es posible que rompas ese compromiso contigo mismo, pero tienes que tomar conciencia del hecho y volver a encaminarte cuanto antes. Es como cuando empiezas una dieta el lunes y para el miércoles ya te encuentras diciendo: "Ay, una cucharita de Nutella no le hace daño a nadie". Y al día siguiente te dices lo mismo, pero esta vez te metes dos cucharaditas. Al romper tu compromiso una y otra vez se vuelve muy fácil seguir haciéndolo. Recordemos: el hábito consiste en la repetición constante de una misma acción o un mismo pensamiento. Cuando te pase, porque somos humanos y nos pasa a todos, quiero que te detengas un minuto y tomes conciencia de lo que estás haciendo. Piensa en las consecuencias de esas cucharitas, piensa en todo el esfuerzo que vienes haciendo para mantener tu compromiso y lograr tu cambio, piensa en cómo afectará tu vida. Eso te ayudará a retomar tu compromiso y continuar caminando hacia tu sanación.

Yo sé que comprometerse con uno mismo, conectarte con lo que te está pasando, con ese dolor, no es un paso fácil. Quizás pienses: *Ni de vaina me voy a ir por ese camino. ¿Para qué? ¿Para sufrir aún más de lo que ya sufro a diario?* Pero sí, yo te pido que por favor lo hagas, porque no tienes idea de lo bien que te vas a sentir una vez que comprendas y sanes tu alma. El hecho de que nunca te hayas comprometido contigo mismo o que lo hayas intentando pero no hayas sido impecable con tu palabra no significa que no lo puedes intentar y lograr una y otra vez. Nunca es tarde. No importa en qué etapa de la vida te encuentres, si realmente lo deseas, ese compromiso está a tu alcance y es el primer paso de los siete que te llevarán a un cambio duradero, a curar tu alma, a cumplir tus sueños, a ser feliz.

Consejos esenciales para transformar tu vida
- Inclúyete en tu lista de prioridades. Si no te cuidas tú, no te cuida nadie.
- Busca y encuentra tu fuerza de voluntad para llevar a cabo cualquier cambio en tu vida.
- Comprométete contigo mismo, nunca es tarde, tú sí puedes.

¡Ponlo en práctica!

EL CONTRATO CONTIGO MISMO

El compromiso es TUYO, tu cerebro lo sabe y lo procesa, es invisible, es un pacto que normalmente hacemos con nosotros mismos en nuestro interior, pero hacerlo visible es mucho más poderoso. Quiero que hoy tú asumas este compromiso contigo mismo con toda la seriedad y respeto que te mereces. Quiero que te hagas responsable de tus propias decisiones y acciones. Quiero que de una vez por todas decidas tomar el camino hacia la felicidad que te espera con ansias. ¿Estás dispuesto a asumir el compromiso para obtener como resultado el éxito en tu vida? Si tu respuesta es "sí", firma el siguiente contrato contigo mismo para sanar tu alma y ponle fecha.

Hoy me comprometo conmigo mismo a sanarme por dentro y por fuera, a quitarme el exceso de equipaje, a curar mi gordura emocional y a vivir la vida sana y feliz que me merezco.

_____   _____
FIRMA   FECHA

Ahora que has firmado tu contrato, quiero que mires la página detenidamente, que reconozcas tu firma, que te reconozcas en esas palabras. Cierra los ojos, piensa en lo que quieres lograr, tócate el corazón; eso que sientes hoy es tu poder, tu pasión, tu fuerza de voluntad. Sonríe y comprométete contigo mismo a realizar todo lo necesario para transformar tu historia personal. Ahora todo está en tus manos, todo depende de ti y nada más que ti. Ya no le puedes echar la culpa a las circunstancias de tu vida, a tu pasado, a tus padres. Ya no hay más excusas. Ahora tu destino está en tus manos. Y cada vez que sientas que vas a romper tu compromiso, porque nos pasa a todos, recuerda este momento, esta página, reléela, reconéctate con el poder de tu palabra y lo valioso que eres y sigue tu camino hacia la felicidad.

Betty Escalona

Soy Betty Escalona, venezolana, y tengo treinta años. La vida me dio una gran sorpresa cuando mi primera hija, Victoria, nació con espina bífida. Año y medio después tuve mi segunda hija, Valeria, y ambas son una gran bendición en mi vida. Pero no ha sido fácil esta batalla. Siendo madre soltera dejé todo en mi país por venirme sola con mis niñas a Houston a hacerle las terapias a mi ángel especial. Así que desahogué todos mis miedos, tristezas y falta de cariño en la comida, llegando a pesar 183 libras.

Cuando Victoria, mi hija, sufrió un paro respiratorio, viéndola luchar por su vida me di cuenta de que no podía seguir estando gorda, cansada y amargada. Necesitaba yo tener salud para cuidar de mis tesoros.

Mirando Despierta América me inspiré con mi paisano Alejandro Chabán, y gracias al plan de dieta Yes You Can! hoy he bajado 45 libras; ¡pasé de talla 14 a una talla 6 con un plan completo y saludable! ¡Esta VICTORIA es por y para mi hija!

HISTORIA DE ÉXITO

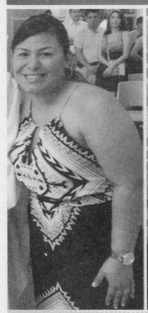
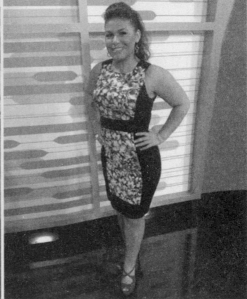

BETTY ESCALONA bajó **45** lbs

CONSEJO DE BETTY: *Lo que me ayudó a lograr este cambio fue ver las ganas de vivir de mi hija en silla de ruedas después de su tercer paro respiratorio. Mi hija Victoria siempre ha ido ganando cada una de sus batallas y en ella encontré la fuerza.*

*Los resultados no están garantizados y cambiarán según la dieta, el ejercicio, el metabolismo y la composición genética.

CINCO

Paso 2: Identifica tu gordura emocional

IDENTIFICAR TU GORDURA emocional, ¿qué significa eso? ¿Cómo logramos dar este paso importante? ¿Por dónde empezamos? Pues, creo que lo primero que puedes hacer es comenzar a reconocer y conectarte con tus emociones, con tus reacciones ante diferentes situaciones y ver qué te lleva a comer cuando en realidad no tienes hambre. Ahora bien, yo sé perfectamente que este paso es incómodo, que te puede molestar. Entiendo que probablemente no tengas ganas de abrir este maletero en el que cargas todas estas maletas donde has guardado tus emociones dolorosas y tóxicas, pero es necesario saber con qué estás lidiando para luego poder dar los siguientes pasos hacia la sanación de tu alma, para poder encontrar la libertad y la felicidad que tanto te mereces.

> *Es necesario saber con qué estás lidiando para luego poder dar los siguientes pasos hacia la sanación de tu alma.*

¿Sabes por qué identificar tu gordura emocional es tan importante? Porque te abrirá el camino para que por fin sientas la paz interior necesaria para realmente alcanzar tus deseos, tus más grandes sueños. Si no identificas la raíz de tu problema no podrás crecer buenos frutos; los frutos estarán podridos. Por ejemplo, un día, una amiga decidió comprometerse con ella misma y hacer lo que estuviera a su alcance para bajar las 100 libras de más con las que cargaba hacía mucho. Se anotó en el plan de dieta Yes You Can! y a través de un año y medio logró adelgazar 70 libras. Se sentía y lucía como una diosa. Se había comprometido y lo había logrado. Sin embargo, en el proceso no le presto atención a su gordura emocional, no le dio la importancia necesaria. Se saltó este paso en el plan de dieta y se fue directo a la nutrición, el movimiento y los suplementos naturales. No se animó a identificarla, a descubrir el origen de su problema para comenzar a sanar su alma.

¿Qué pasó? Toda la vida fue la niña de mami, mami la protegía por su gordura, le cocinaba para que no estuviese tan triste por su obesidad, la llevaba, la traía, hasta que ella cumplió cuarenta años. Cansada de estar soltera y queriendo casarse y tener hijos comenzó a bajar de peso. Al adelgazar, comenzó por primera vez a sentirse segura y empezó a recibir invitaciones para salir en citas, cosa que la acercaba aún más a cumplir su sueño de casarse y tener hijos. Todo iba de diez hasta que su madre comenzó a manipularla con las palabras: "Ya no estás con nosotros, ya tu abuela no te ve los fines de semana, aquí me quedo en las noches sola esperando a que llegues. ¿Y si nos pasa algo malo? Andas saliendo con tipos por todas partes y ya no te importa más tu familia". Poco a poco, las frases de su madre fueron carcomiéndole el alma, haciéndola sentir culpable. Ella siempre se había desvivido por su familia, se había dedicado a su madre y a su abuela toda la vida, y habían creado una relación codependiente. Pero al tomar vuelo y vivir su propia vida, su madre empezó a sentir que su hija la estaba abandonando y comenzó a manipularla.

Como mi amiga no había logrado resolver los problemas emocionales que la llevaron a engordar, cayó en la trampa, comenzó a sentirse la víctima, la culpable, se autoflagelaba pensando que era mala hija. ¿Sabes qué le pasaba? Tenía miedo a ser feliz, a finalmente lograr el éxito personal, a comenzar a vivir lo desconocido de estar y vivir sola. La culpa volvió a aparecer y con ellas vinieron las libras, le volvió a sangrar el corazón herido. Poco a poco fue subiendo de peso hasta que volvió a engordar todo lo que había rebajado con tanto empeño y sacrificio. No solo rompió el compromiso que había hecho con ella misma, sino que nunca llegó a identificar su gordura emocional. Al no trabajar su interior, al no descubrir la raíz de su problema, al no reforzar su autoestima y no sanar el pasado, se volvió a comer sus sentimientos y regresó al punto de partida inicial.

El problema yace en nuestro interior, en nuestra alma, en nuestro corazón. Si no descubrimos la razón detrás de lo que nos lleva a comer de esa manera, ninguna dieta va a ser duradera. Para cambiar lo de afuera hay que cambiar lo de adentro.

> *Para cambiar lo de afuera*
> *hay que cambiar lo de adentro.*

Identificar tu gordura emocional, ese peso interior que no te permite crecer ni avanzar como tú mereces, significa tomar conciencia de lo que estamos *sintiendo*. Es conectarte con ese gordito que llevas adentro y realmente comprender por qué te impulsa a ser autodestructivo con tu cuerpo y con tu vida. Al tomar conciencia, al reconocer lo que te viene molestando por dentro, al verlo, aceptarlo, entenderlo, recién ahí vas a poder hacer el cambio para mejorar tu vida. Escúchate. Es más, si estás estancado con una dieta y no puedes bajar más de peso, es muy posible que lo que no te esté permitiendo bajar sean tus emociones.

PRESTA ATENCIÓN A TU COMPORTAMIENTO

La gordura emocional es tan individual, tan personal, tiene tanto que ver con nuestras propias historias, que es difícil hacer una lista de lo que causa estas carencias emocionales que nos llevan a comer desaforadamente. Sin embargo, comer hasta reventar, drogarse hasta perder la conciencia, tomar hasta perder el control son todos comportamientos extremos y adicciones que nos hacen daño y que claramente tenemos para llenar un vacío o tapar un dolor. Son todas acciones que nos ayudan a evitar y olvidar la realidad que es nuestra vida. Es más, la raíz de nuestro problema, esa gordura emocional, a veces está tan arraigada en nuestra alma que recurrimos a estos comportamientos una y otra vez, aun sabiendo que el placer, la distracción, el consuelo solo duran un breve momento al cual enseguida le sigue una sensación de incomodidad, molestia, remordimiento; sin embargo, lo seguimos haciendo una y otra vez.

Lo que ocurre es que estamos buscando calmar físicamente lo mental, espiritual y emocional. Volvamos al famoso pote de helado. Si estás triste por la ruptura de una relación, por la muerte de un ser querido, porque te echaron del trabajo y te sientas en tu sofá con un gran pote de helado y te lo comes enterito, al terminar el pote, ¿se te va mágicamente la tristeza? No. Lo más probable, lo que nos pasa a todos, es que nos llega otra ola de tristeza aún más fuerte porque ahora encima no nos sentimos bien físicamente. Nos duele la barriga por todo el helado, nos sentimos más pesados, sabemos que no es saludable para nuestro cuerpo, así que a la tristeza le agregamos culpa y remordimiento. No solo no solucionamos nada, sino que agregamos más emociones tóxicas a la mezcla.

> *No sanar tu gordura emocional es como estar en constante pelea con tu bienestar.*

No sanar tu gordura emocional es como estar en constante pelea con tu bienestar. Para darte otros ejemplos:

- Es como si te echaran del trabajo y acto seguido te fueras al bar noche tras noche a ahogar tus penas en el alcohol. A la mañana siguiente no te vas a sentir mejor por haberte tomado todo la noche anterior. Al contrario, no solo seguirás angustiado por no tener trabajo sino que te dolerá la cabeza por haber bebido de más, tendrás menos dinero en el bolsillo y no habrás hecho nada concreto para solucionar tu angustia —la solución en este caso siendo el salir a buscar trabajo—.

- Es como si tu novia te dejara y lo primero que hicieras fuese ir corriendo al quiosco de la esquina a comprarte cinco cajas de cigarrillos y te sentaras en tu casa a fumártelas toditas, uno detrás del otro. Al terminar la última caja, no solo te vas a dar cuenta de que tu ex novia sigue sin llamar, sino que ahora te pesan los pulmones, te duele la garganta, hueles a cenicero y te cuesta respirar por fumar tanto. Esa acción no modificó en nada lo que estás sintiendo y lo que estás viviendo en ese momento. Ahora sigues triste y angustiado y has puesto en riesgo tu salud física también.

- Es como si te pelearas con tu esposo y te fueses corriendo al *mall* a comprar ropa y carteras y zapatos para regalarte un momento de alegría. Pero esas compras no te solucionan la raíz de tu problema. Al llegar a tu casa miras todo lo que te compraste, lo guardas con cuidado y te das cuenta de que esa pesadez en el alma, en tu corazón, sigue más que presente. No solo eso, ahora tienes más ropa, más cosas que no sabes cuándo vas a usar y más deuda de la que tenías antes.

Ocurre lo mismo cuando recurrimos a la comida como refugio. Nos comemos todo para tapar esa angustia, pero ese breve momento de placer no nos soluciona nada y nos deja como consecuencia libras de más, una deuda con nosotros mismos. Ahora no solo tenemos que solucionar el problema, la causa de la angustia que nos llevó a comer, sino que también tenemos libras de más por bajar. Y si adelgazar es tu meta principal, te acabas de poner tu propia piedra en el camino, te acabas de complicar aún más el viaje.

Esa gordura emocional que rige tu vida se asemeja a un parlante del cual suena una música. Le puedes poner ropa encima para tapar el sonido, pero esa acción no va a apagar la música. Quizás no la oigas por un rato o durante el día, pero cuando te vayas a dormir, en el silencio de la noche, de pronto escucharás una canción sonando a lo lejos, una melodía triste e insoportable que jamás dejó de sonar, pero que intentaste tapar.

Ahí, recostado en tu cama, con el zumbido de la melodía llenando el aire de tu cuarto, tienes dos opciones. Te puedes dar vuelta, ignorarla y tratar de seguir durmiendo o puedes levantarte de la cama y hacer algo al respecto. Identificar tu gordura emocional es igual a levantarte de esa cama, quitarle toda la ropa de encima al parlante, sacar todo ese exceso de equipaje y volver a escuchar la melodía de la canción con claridad. La vas a reconocer enseguida, atrévete a oírla letra por letra. Cada palabra, cada oración habla de ti y de tu pasado; quizás un pasado que has intentado olvidar, quizás te cause tristeza, pero enfréntala, acéptala, reconócela. Al hacer eso, con el tiempo vas a poder transformar ese sonido triste en uno más feliz, porque vas a tener el poder en tus manos para por fin cambiar la estación y escuchar una canción que en vez de melancolía te haga sentir ganas de bailar. Pero eso solo lo lograrás si prestas atención a la melodía de tu alma, la identificas, la aceptas, la perdonas, la amas y la ayudas a cambiar.

¿DE QUÉ TE ESTÁS PROTEGIENDO?

Cuando te comes los sentimientos, estás protegiéndote de un dolor, de un trauma, de una frustración que tienes engranada en tu cuerpo y mente. Yo comía para llenar un vacío, pero no sabía que mis emociones jugaban un papel en todo esto; lo único que me preocupaba era usar la comida para tapar mi dolor.

Aunque me leyeran todas las consecuencias que podía tener mi obesidad a nivel salud, pues, yo no podía visualizar mi corazón herido, ni mi sangre lastimada, ni el deterioro general de mi salud. Esa lista no era palpable. Lo que sí era palpable era ese pedazo de pastel que me calmaba la ansiedad, ese chocolate que me aliviaba la angustia, ese helado que me congelaba las ganas de llorar. Comer me protegía de mis miedos y vacíos. Recién comencé a descubrir ese vínculo clave entre lo que sentía y cómo comía en la terapia psicológica, algo que luego pude comprender mejor a través del trabajo emocional que hice durante los siguientes años de mi vida, a través del trabajo emocional que sigo diariamente haciendo hasta el día de hoy.

Escucha tu cuerpo. Cuando el cuerpo llega a un extremo te está pidiendo ayuda a gritos, te está exclamando claramente que algo está desequilibrado en tu vida, pero si tú no lo escuchas, si tú decides ignorarlo, esa emoción tóxica, la raíz de ese desequilibrio, no lo vas a poder solucionar. Primero tienes que tomar conciencia del asunto y luego acción.

Espera. Para. Detente un minuto. Quiero que realmente te regales el espacio necesario para conectarte con tus emociones. Es la mejor manera de identificar cuál de ellas te está molestando y por qué.

La próxima vez que te agarren unas ganas locas de comerte un tres leches, unos nachos con queso o la caja de *donuts*, por favor detente un minuto y hazte las siguientes preguntas:

- ¿Qué estás sintiendo en ese momento?
- ¿Te sientes ansioso?

- ¿Te sientes frustrado?
- ¿Estás enojado?
- ¿Estás triste?
- ¿Tienes miedo?
- ¿Tienes rabia?
- ¿Realmente tienes hambre o una de estas emociones te está impulsando a comer para calmarte?

Quiero que empieces a hacerte estas preguntas para que comiences a conectar tus acciones con tus emociones. Al vincular estas dos cosas, va a ser más fácil descubrir tu gordura emocional y comenzar a dar los pasos para desvincular la comida de tus emociones, para reemplazar el acto de comer con otra actividad más sana que te ayude a lidiar con lo que sientes en vez de taparlo.

Al identificar las emociones relacionadas a la comida, luego podrás hacerte otras preguntas esenciales:
- ¿Cuál es la emoción que más te impulsa a comer?
- ¿Cuál es el dolor, la emoción tóxica, que te lleva a comportarte de esta manera?
- ¿Qué es lo que te hace sentir que debes recurrir a la comida como un refugio?
- ¿De qué te estás protegiendo?

Es fundamental que logres descubrir tu detonante, el gatillo que se dispara cuando tu mano abre la nevera, cuando tu boca se abre para recibir esa cucharada de *cheescake*. Tomar conciencia de tus reacciones, analizar el por qué de lo que sientes y cuándo pasa, te ayudará a identificar la raíz del problema y eso te brindará la oportunidad de poder encontrar el camino correcto y sanar tu gordura emocional de una vez por todas.

TU PEOR ENEMIGO ERES TÚ

A través de los años, en especial desde que empecé Yes You Can!, me he dado cuenta de que muchas personas viven como de atrás para delante. Se quejan pero no se animan a arreglar la base de su dilema; ni siquiera se animan a identificarla. Muchos comienzan una dieta, pero después se quejan del menú, que no les gusta el pollo cocinado de esa forma, que no les gusta los vegetales ni la ensalada, que no pueden tomar su vinito en las noches, que se les quita el queso, todas las famosas excusas que lo único que hacen es llevarlos a dejar la dieta a un lado. El problema es que no están comprendiendo que el tema es descubrir por qué están comiendo, qué los lleva a comer así y qué les impide adelgazar.

Otra escena típica es la persona que tiene cincuenta libras de más y una semana haciendo dieta, una semana en la que se salió más de una vez, de cucharadita en cucharadita o de papita en papita y lo sabe, pero igual se queja porque no ve diferencia en la balanza. En vez de ser honesta consigo misma y darse cuenta de que se salió de la dieta y por eso no adelgazó, en vez de detenerse y tratar de identificar qué es lo que la está impulsando a sabotearse de esa manera, recurre a la respuesta clásica: "Esta dieta no funciona". Entonces, vuelve a comer desaforadamente, como antes, y sigue sin adelgazar y sin llegar al meollo del asunto. No se pueden pretender cambios drásticos cuando lo que cargamos tardó años en instalarse en nuestro cuerpo y nuestra alma. Uno no engorda cincuenta libras en una semana, entonces no puede pretender bajarlas en tan poco tiempo. Lo mismo pasa con las emociones: la gordura emocional ocurre lentamente en nuestro interior y el proceso para sanar nuestras almas heridas también será lento. Tienes que tener paciencia contigo mismo, tienes que ser cariñoso contigo mismo, tienes que aprender a quererte, a amarte, a abrazarte, en vez de castigarte por cada error que cometas. Si te sales de la dieta, si te sales del camino, corrige el inconveniente y continúa tu viaje.

> *No se pueden pretender cambios drásticos*
> *cuando lo que cargamos tardó años en*
> *instalarse en nuestro cuerpo y nuestra alma.*

Cuando por fin descubras la raíz de tu problema, cuando por fin identifiques tu gordura emocional, podrás calmar ese dolor, esa ansiedad, tu miedo, tu ira, tu tristeza, con herramientas que te llevarán a sanar esa herida en vez de exacerbarla. Podrás cambiarle el significado a cada una de esas experiencias y por fin, escribiendo una nueva historia, sentirás la paz y felicidad que tanto te mereces.

LA ALERTA ROJA QUE ME SALVÓ LA VIDA

Estaba viviendo las emociones —tristeza, ira, miedo— en su forma más pura cuando por fin me comprometí conmigo mismo y decidí matar al Alejandro gordo. Pero no estaba consciente de que todo lo que estaba sintiendo estaba directamente relacionado con mi gordura. Sentía de todo sin saber qué significaba, sin saber cómo controlar estas emociones, cómo me afectaban; no había información, no había conciencia. En mi familia y en muchas otras de la época, no había eso de sentarse a analizar el problema. En nuestra cultura hispana hay muy poca información sobre la nutrición, la causa, la razón, simplemente se vivía. Pero si no entendemos el porqué, nunca llegamos a solucionar del todo el problema.

Al comprometerme conmigo mismo y finalmente decidir que era hora de adelgazar en serio, hice de todo. Probaba la dieta de turno, en vez de comerme el pedazo de pastel que me antojaba, me iba a la casa naturista a comprarme una bolsa de granola, sin saber que comerme la bolsa entera no me ayudaría en nada. Comía frutas secas, esas que tienen azúcar en polvo por fuera, pensando que eran una alternativa saludable a algo dulce. Comencé a ir al gimnasio y hasta empecé a tomar diversas pastillas con efedrina que en aquel tiempo todavía se vendía como producto dietético sin conciencia de sus consecuencias malsanas. Esos primeros días a dieta me parecieron eternos de largos. Pensaba que con tanto esfuerzo se haría visible algún resultado, pero con semejante peso encima y tan pocos días de dieta —valga decir, una dieta improvisada— esa esperanza no llegaría a cumplirse tan velozmente.

Sentía que todos mis esfuerzos y sacrificios no estaban haciendo efecto, así que en los siguientes meses decidí tomar medidas más drásticas. Mi mamá me preparaba el desayuno, una arepa con jamón y queso, y yo me lo llevaba, dizque para comérmelo en el colegio, y al llegar a clase lo botaba en la basura. Cuando regresaba a mi casa, almorzaba lo que preparara mi mamá y el resto de la tarde agua. Iba al gimnasio y al volver a casa, en vez de cenar, tomaba más y más agua. Me iba a dormir y al día siguiente abría el día con agua hasta el almuerzo.

Ya para el segundo o tercer día de comer una sola vez por día, finalmente empecé a sentir una diferencia en mi cuerpo. No creo que haya sido un cambio notable, para nada, pero me sentía más liviano y físicamente algo había cambiado. Sin embargo, estaba mareado, me dolía la cabeza y tenía la energía por el piso. Sentirme más liviano me sirvió de aliento para seguir con este método un día más, una semana más, un mes más, hasta que de repente comencé a notar que mi ropa me estaba quedando un poco más floja, pero no tenía idea del costo que tendría luego en mi salud.

Mientras tanto, con cada libra que adelgazaba, engordaba otra a nivel emocional. La ansiedad me carcomía por dentro, a tal punto que me empecé a comer mucho las uñas; las tenía todas rotas y me arrancaba los pellejitos hasta que me salía sangre. También empecé a comer Chapsticks, sí, ¡Chapsticks! Según lo que había escuchado, no tenían calorías, pero tenían un gustito dulce que me saciaba las ganas de comer algo dulce que sí me engordara. Y a la noche, si me sentía demasiado débil por sólo haber comido una comida en el almuerzo, cenaba papaya. Había leído que la papaya te ayuda a ir al baño, entonces mi razonamiento era que si iba a comer algo, al menos que fuera algo que me ayudaría a seguir adelgazando. Comí tanta papaya que mis manos se empezaron a tornar naranjas y amarillentas naranja. Yo ni lo sabía, y mis padres menos, pero mi obsesión por matar al Alejandro gordo, por adelgazar, se estaba transformando en un desorden alimenticio.

Entretanto, continuaba bajando de peso a través de esos meses, y veía cómo mi ropa iba pasando de talla 38 a talla 36 a talla 34 a talla 32, y poco a poco me estaba volviendo a sentir como una persona como dicen por allí, "normal". Ay, esa palabra realmente la odio porque sugiere que los gorditos somos *anormales*, ¡y eso no es así! En fin, a esta altura, ya mi cambio físico era notable para los demás. No paraba de recibir comentarios positivos: "¡Pero qué flaco estás! ¡Qué bien te ves!". Sin embargo, no estaba comiendo saludablemente. Me veía bien por fuera, pero mi cuerpo y mi alma seguían sufriendo, y nadie de mi familia sabía que estaba haciendo una dieta tan drástica.

Es importante que apretemos pausa un segundo para que te des cuenta de la pieza clave que faltaba en todo mi proceso de rebajar: identificar y lidiar con mi gordura emocional. Estaba haciendo todo a mi alcance para quitarme las libras de encima físicamente, pero ese peso emocional con el que venía cargando durante años ahora lo único que estaba haciendo era crecer. Es más, mi cuerpo me estaba pidiendo ayuda a gritos, pero yo no le hacía caso. Miraba para el otro lado, me distraía con mi físico más delgado y las felicitaciones de los demás, y hacía todo lo que podía para tapar las señales de que algo no andaba bien.

Me empezaron a salir muchos morados por todo el cuerpo, pero en vez de avisarles a mis padres o ir a verme con un médico, me los cubría con mi ropa y los benditos suéteres que, aun estando delgado, fielmente seguía usando para tapar todas mis inseguridades. Claro, como cuando era gordo siempre usaba suétcres para esconder mi exceso de peso, a pesar de estar en un pueblo en el que la temperatura normal era de 110 grados, pues a nadie le llamó la atención que de flaco me vistiera igual. Y, aunque no sabía por qué me estaban saliendo tantos morados, aunque se me cruzaba la mente que podría ser hasta cáncer de piel, elegía quedarme callado por miedo a que no me dejaran seguir el método que finalmente me había ayudado a adelgazar. Habiéndolo logrado, ahora lo único que quería era seguir delgado. Cualquier cosa que pudiera amenazar mi nueva delgadez era mi enemigo mortal porque me daba terror regresar a ese estado de obesidad

Cuando llegaba la hora de cenar, mis papás me empezaron a decir con insistencia: "Siéntate y come que no has comido nada y tu abuela dice que estás demasiado flaco. ¡Mírate las ojeras!". Entonces, para complacerlos, me sentaba a comer, pero al terminar, me iba directo al baño a vomitar. Tenían razón, yo también me había notado las ojeras, pero prefería las ojeras y esa sensación rara de constante debilidad que arriesgarme a engordar otra vez. De todas formas, para dejar de preocupar a mi familia y para que me dejaran de fastidiar, me empecé a echar un tapa ojeras que encontré entre el maquillaje de mis hermanas en el baño. Si no veían las ojcras, no me obligarían a comer y así salíamos ganando todos, o al menos eso era lo que yo creía.

En algún momento, mi cuerpo estaba sufriendo tal abuso por mi dieta extrema que hasta se me empezó a caer el pelo. Me impresionó, pero yo seguí adelante porque nada me iba a reemplazar la sensación de estar más flaco y el alivio de verlo reflejado en la reacción de la gente. Las burlas se convirtieron en elogios y yo lo único que quería era seguir bajando más y más y más, porque en realidad yo todavía no lograba verme delgado. Todavía no podía ver "el flaco" que los demás mencionaban al verme. Aunque ahora por fin me podía poner la ropa *cool* que siempre había querido usar, cuando me miraba en el espejo no estaba satisfecho. Lo que veía era una persona con demasiadas estrías, mucha celulitis, los pechos que le guindaban y la piel estirada que le colgaba sobre el cuerpo. No era lo que yo me había imaginado al pensarme flaco. Toda esa flacidez y esa piel sobrante me llenaban de frustración y era también lo que me hacía creer que debía seguir adelgazando aunque ya había llegado a mi peso ideal.

A su vez, aunque vivía en un lugar caliente, ahora sufría del frío y dormía demasiado porque me sentía cansado todo el tiempo. Claro, no tenía idea de que eso era porque no estaba consumiendo suficientes calorías para nutrirme. También, siendo ya el final de mi bachillerato, mis padres ya no entraban tanto a mi cuarto, por lo que cualquier señal que podrían haber visto escondida ahí, no les llegó a los ojos. Yo vivía molesto con todo el mundo, con la vida, contestando mal, cerrando puertas a los golpes, tanto así que mis padres trataban de respetarme mi espacio a ver si eso me ayudaba, pero al hacer eso, menos pudieron ver mi realidad. Ellos no se habían dado cuenta de que me ponía suéteres para taparme los morados, que les decía que comía cuando no lo hacía y si comía para complacerlos, luego me iba directo al baño a vomitar. Ellos lo que veían era que estaba más delgado y que, delante de ellos, me veía bien.

Me acuerdo que iba al club árabe con mi papá los viernes y sábados y, a eso de las nueve de la noche, cuando mi papá se sentaba a jugar cartas con sus amigos, empezaba a silbar fuerte. Cuando yo lo oía, sabía que me estaba llamando, entonces corría a su lado y él me preguntaba: "¿Cenaste?". Cuando le decía que no, me decía que pidiera algo para comer. Recuerdo que pedía pollo con tabule, siendo esto lo más dietético del menú; también pedía una orden de pan tostado porque había escuchado que si se tostaba era más *light* que si me lo comía sin tostar. Todo lo que yo escuchaba de boca en boca, me lo creía y lo aplicaba a mi rutina porque cada vez que me sentaba a comer, lo hacía pensando con angustia: ¿Será que esto me va a engordar? Aunque moría por comerme la papa frita y soñaba con lo rico que se sentiría cada bocado de dulce árabe baklava en mi boca, el miedo constante que me perseguía después de haber bajado todo ese peso era mucho más fuerte que cualquier antojo. Era tan fuerte ese miedo, que se había vuelto peligroso para mi salud, pero yo no lo había identificado como tal.

Entonces, sí, cuando mi papá me pedía que cenara en el club lo hacía, pero al volver a casa a las once de la noche, me iba directo al baño a tratar de vomitar. A veces no salía nada y a veces sí; no sabía cómo vomitar y terminaba sintiéndome mal, todo el proceso era sumamente desagradable. Vomitar me provocaba mareos, era como batallar a mi propio cuerpo, me ahogaba, me brotaban lágrimas de los ojos, se me tapaban los oídos. Después de hacerlo una y otra vez para sacarme de encima la comida que me habían obligado a comer, decidí que sería más fácil mentir. Entonces, la siguiente vez que mi papá me preguntó si había cenado, le dije que sí aunque no había comido nada desde el almuerzo. Pero esa me parecía la solución perfecta. Me lo sacaba de encima y no tenía que lidiar ni con el miedo a engordar ni con los vómitos.

El tema es que los padres muchas veces no se enteran de lo que está pasando si uno como adolescente se lo logra esconder. Si tú les pones la cara de que todo está bien, ellos confían en que todo está bien. En mi caso, mientras más delgado me veían y más contento me veían por mi delgadez, más felices estaban por mí. No sabían que ya estaba pasado de flaco, que estaba muy por debajo de mi peso ideal. Ellos no lo sabían, y yo tampoco. Ahora veo las fotos y me impresiona muchísimo porque me veo esquelético. Pero recuerdo como si fuera ayer que yo no lo sentía así; por más flaco que estuviera, no me veía delgado. Es más, recién comencé a verme delgado a los veintitrés años. Pero en aquel entonces, a mis dieciséis, todavía estaba muy lejos de eso porque por más que había adelgazado mi cuerpo, no había adelgazado mi gordura emocional; ni siquiera sabía que existía.

Ya habiendo rebajado todas las libras de más que tanto me habían torturado durante mis primeros años adolescentes, ya estando más flaco de lo que debería haber estado, la comida como tal pasó de ser mi refugio a ser la representación de la gordura. No la veía como nutrición sino como algo que me hacía daño. Eso no quería decir que no me siguiese encantando. Veía revistas de comida y libros de recetas y me saciaba el hambre con esas imágenes que no me podrían afectar físicamente. Claramente estaba atravesando un desorden alimenticio bien duro, pero en mi pueblo no llegaba demasiada información y, por ende, no sabía que esto en realidad no era bueno para mi salud. Me sentía mareado y débil, pero más podía el hecho de no querer engordar. Quería seguir usando mi ropa nueva de delgado y seguir recibiendo la atención y felicitación por verme bien, pero, gracias a Dios, mi cuerpo un buen día dijo: "¡Basta ya!".

Un día, llegando a casa, me subí al ascensor y de repente vi todo negro y perdí la conciencia. Me desmayé. Al desvanecerme tuve la reacción física de agarrarme del espejo del ascensor para no caerme, pero en vez de ayudarme, este terminó quebrado en mil pedazos encima de mí. Cuando las puertas del ascensor se abrieron, me encontraron tirado en el piso y con la mano sangrando por los cortes que me habían hecho los pedacitos de vidrio del espejo. Mi último recuerdo fue entrar en el ascensor, pero cuando abrí los ojos, me encontraba ya en el apartamento, rodeado de mi papá, mi mamá y mis hermanas, todos con cara de preocupación. Por primera vez habían caído en cuenta de que algo grave estaba sucediendo conmigo.

Me llevaron directo a la clínica donde atendía nuestro médico de cabecera para que me viera la mano cortada y para que me revisara y nos explicara por qué me había desmayado.

Yo me seguía sintiendo súper débil. Me hicieron una serie de análisis de sangre y el doctor me revisó los morados, que quedaron ahora al descubierto por primera vez. Mi cuerpo me había estando pegando gritos de auxilio, gritos que yo había intentado ahogar hasta ese momento crítico. Aterrado, escuché cómo el médico le decía a mis papás que, habiendo revisado los primeros resultados de mi análisis de sangre, descubrió que estaba deshidratado, carecía de los nutrientes básicos en mi sistema y tenía anemia, eso combinado con los morados en mi piel lo hacían pensar que podrían ser síntomas de nada más y nada menos que cáncer. Acto seguido, les pidió que salieran del cuarto y nos dejaran solos.

Comenzó a hacerme una serie de preguntas y yo, asustado con lo que había escuchado —CÁNCER—, decidí responder con total honestidad. Le hablé con toda la verdad, no le escondí absolutamente nada. Sabía que algo grave estaba pasando con mi cuerpo y no era el momento para fingir que estaba todo bien. Me asustó muchísimo la palabra "cáncer" y estaba dispuesto a hacer lo que fuera necesario para que ese señor me curase. Pasé a contarle todo lo que había venido haciendo para adelgazar y luego para mantenerme delgado. Le expliqué que en la mañana no comía, que solo almorzaba y que cuando mi familia me obligaba a cenar a la noche, al terminar, subía al baño, vomitaba y volvía a bajar como si nada. También le expliqué que todo esto se lo había escondido a mis padres que, hasta ese día, no habían sospechado que nada andaba mal, no tenían idea de todo lo que estaba pasando tras bastidores.

Luego de un rato de preguntas y respuestas pasó a hacerme los exámenes, y después de muchas horas de revisión y análisis se me acercó el médico y me dijo: "Chabán, los síntomas que tú tienes no son de cáncer. Lo que tú tienes es un cuadro de pre-anorexia y esto hay que tratarlo ya". También me explicó que vomitar después de comer era un comportamiento bulímico. Anorexia y bulimia. Palabras nuevas en mi vocabulario. Nunca había oído hablar de ninguna de las dos, así que no entendía nada de lo que me estaba diciendo, pero al menos ya no se trataba de un posible cáncer.

"Te tenemos que internar", me dijo al final. Uy, cuando dijo la palabra "internar" y me explicó que me tenían que poner un suero para hidratarme y nutrirme, a mí me dio un miedo horrible, pero no por tener que pasar la noche en un hospital, sino porque pensaba que podía volver a engordar. El médico se dio cuenta de mi mirada aterrada y lo usó a su favor y por mi bien también. Me explicó que si al salir de la clínica no seguía sus consejos, me iban a tener que internar de nuevo, pero esa vez sería por semanas, lejos de mis padres, para seguir nutriéndome, aislándome de todo para poder encontrar el centro y recapacitar. Todo eso me parecía una pesadilla y su táctica funcionó.

Pasé la noche en la clínica y el doctor me dijo que tenía que prometer tomar todos los medicamentos, y le hice caso. Durante los siguientes días mi mamá se aseguraba de que cenara la sopa con papas y pollo que me hacía para nutrirme. No podía evitar pensar, *Uy, estoy cenando y esto me va a engordar*, pero prefería tomar ese riesgo que terminar en el hospital internado por más tiempo. Así pasaron como cuatro semanas, y seguí las instrucciones del médico al pie de la letra. Aunque me asustaba comer porque no quería engordar otra vez, lo hacía igual y no salía corriendo al baño a vomitar.

Por fin había tomado algo de conciencia de la gravedad del asunto. Pero lo que más me preocupaba eran mi papá y mi mamá. Quería curarme no tanto por mí, sino para dejar de mortificar a mis pobres padres. Con el pasar de los años, y después de muchas sesiones de psicoterapia, sé que en realidad el problema era que todavía odiaba a ese gordito que me había hecho sufrir tanto, todavía no había hecho las paces con él, seguía teniendo una gran falta de amor por mí mismo. Todavía me faltaba identificar mi gordura emocional, tomar conciencia de lo que me estaba pasando por dentro; y por todo esto que me pasó es que insisto tanto con este tema.

Así fue que a las dos o tres semanas de mi desmayo, me encontraba en oficinas de psicólogos, psiquiatras, motivadores, comenzando un camino nuevo, uno que me empezaba a abrir la puerta hacia mis emociones para identificar esa gordura que me aplastaba el alma.

DESHAZTE DE LO QUE NO TE SIRVE Y SIGUE TU CAMINO

Cuando comienzas a tomar conciencia de lo que sientes, cuando lo enfrentas, cuando te animas a mirarlo directamente a la cara, ahí es cuando comienza la recuperación, la sanación. Luego de identificar ese dolor, ese sobrepeso emocional, necesitas una desintoxicación emocional, desechar todo lo que no sirve, deshacerte de la víctima de la inseguridad para darle espacio a tu nuevo yo, a esa persona sana por dentro y por fuera.

> *Aparte de reconocer tu gordura emocional, también es importante que reconozcas las influencias externas que te pueden desviar de tu camino.*

Aparte de reconocer tu gordura emocional, también es importante que reconozcas las influencias externas que te pueden desviar de tu camino. No debes permitir que ninguna persona te haga sentir mal; tienes que aprender a dejar pasar agresiones, manipulaciones, culpas y no dejar que te afecten a nivel personal. Y cuando digo "dejar pasar" sé muy bien que no es algo que se hace de la noche a la mañana. Algo que te dolió durante muchos años no desaparece en un instante. La clave es poco a poco lograr que ese dolor, esa experiencia, esa persona ya no tenga poder sobre ti, sobre tus emociones, sobre tu vida. El poder lo tienes tú, y una vez que logras darte cuenta de esto, verás que será más fácil "dejar pasar" ciertas cosas que antes te llenaban de impotencia o desconsuelo. Le quitas el poder a esa situación y de ahora en adelante tú tomas la responsabilidad, tú tomas el control y, a partir de hoy, la vida que quieres tener está exclusivamente en tus manos.

A los dieciocho o diecinueve años, después de terapias y seminarios, finalmente comprendí por qué comía. En mi caso, era para sustituir el amor de mi papá y mi mamá. Comía para llenar ese vacío, comía para llamar la atención, comía por tristeza, comía por soledad. Pero aprendí que el cambio tenía que venir de mí, la comida solo empeoró la situación, y al adelgazar, tampoco le presté atención a lo de adentro.

Cuando haces un cambio en tu vida, como rebajar, si no ajustas tus emociones, si no te das el espacio para reflexionar sobre lo que te ha ocurrido, si no creces, si simplemente sigues actuando bajo el mismo sistema de creencias que tenías al tener todas esas libras de más, va a ver un gran choque entre lo que quieres ser y lo que eres. Tiene que concordar lo de afuera con lo de adentro para poder coordinar los siguientes pasos de tu vida. Ahora que has identificado tu gordura emocional, es hora de dejar de lado las herramientas del pasado, aquellas que usabas para llamar la atención o para resguardarte del dolor; ahora tienes que buscar herramientas nuevas. Toca crecer, evolucionar, aprender a aceptarte y quererte, amigarte con tu pasado y reencontrarte con tu presente. Llegó la hora de reconectarte con tus deseos más profundos y enfocarte en alcanzar tus sueños. Llegó la hora de aclarar lo que deseas, definir tus metas. Sigue leyendo, yo sé que tú lo podrás lograr.

Consejos esenciales para transformar tu vida
- Para cambiar lo de afuera, tienes que también cambiar lo de adentro.
- Presta atención a cómo te comportas con la comida.
- Fíjate en qué sientes y de qué te estás queriendo proteger cuando recurres a la comida sin hambre.
- Deja de ser tu peor enemigo.
- Toma conciencia de tu problema y tu entorno para dar los siguientes pasos necesarios para cambiar. ¡Adelante!

¡Ponlo en práctica!

AL ENEMIGO HAY QUE CONOCERLO PARA PODER DEBILITARLO

Cuando estaba súper gordo, llegó un momento en que dejé de mirarme en el espejo porque me daba vergüenza, porque ya ni siquiera me provocaba arreglarme, porque no quería ver más a esa persona obesa. Ese reflejo me estaba tratando de pedir ayuda; esa persona evidentemente estaba tapando algo mucho más profundo con su gordura, pero sentía que esa imagen no era yo, sino mi peor enemigo y la quería evitar a toda costa. Ahora te pido que hagas lo contrario. Quiero que de una vez por todas te mires, te veas, te reconozcas, te redescubras, te sinceres para que así te puedas sanar y amar.

Párate frente al espejo más largo que tengas en tu casa para que puedas verte de pies a cabeza. Asegúrate de estar solo, desnudo o en ropa interior, pero más nada. A pesar de que duela, enfrenta este momento, vívelo, observa lo que sientes. Mírate directo a los ojos, tus ojos. Reconoce esos ojos. Obsérvalos. Conéctate con tus emociones y lo que te hacen sentir. Respira: inhala por la nariz, exhala por la boca. Reconoce tus cejas, tu nariz, los huecos de tu nariz, tus labios, tus orejas, tu cabello, tu cara. Conéctate con tus emociones y lo que te hacen sentir. Baja tu mirada y dirígela hacia tu cuerpo, tu pecho, tus brazos, tus manos. Conéctate con tus emociones y lo que te hacen sentir. Pon la mano derecha sobre tu corazón. Respira. Luego observa tu cintura, tu estómago, tus piernas, tus pies. Conéctate con tus emociones y lo que te hacen sentir. Respira. Al recorrer tu cuerpo con tus ojos, reconoce dónde está tu gordura, cómo es, cómo se siente, cuántos cauchitos o llantitas tienes en tu cuerpo, tu piel, tus cicatrices. Respira.

Ahora, agarra un papel y un lápiz y anota lo que sientes, lo que te hace sentir verte tan claramente. ¿Cuáles son las emociones que surgen? ¿Son emociones placenteras o emociones dolorosas? Enumera tanto las buenas como las malas. ¡Te felicito por hacerlo! No es un ejercicio fácil, pero es esencial hacerlo una vez para poder seguir con los siguientes pasos para sanarte por dentro y por fuera. ¡Adelante!

Dania Hernández

Mi nombre es Dania Hernández, tengo treinta años, soy guatemalteca y actualmente vivo en el estado de Rhode Island. Desde pequeñita fui abandonada por mis padres y por esa razón me crié en casa de mis abuelos. Esta fue un experiencia difícil ya que mi abuelo era alcohólico; eso me llevó a tener que sufrir maltratos y rechazo por parte de mi familia por muchísimos años. Buscando escapar de todo me apresuré y me casé a los quince años; nunca me imaginé que mi ex esposo también tenía problemas con el alcoholismo. Fui víctima de violencia doméstica por mucho tiempo; me humillaba llamándome gorda, diciéndome que nadie me quería y que para lo único que servía era para comer.

Mi única compañía incondicional, la que nunca me lastimaba, era la comida… Siempre fue mi refugio y mi respuesta para todo, tanto así que llegué a pesar 235 libras, y a sufrir diabetes tipo 2. El doctor me dijo "o te cuidas o te mueres". Parecía que mi drama nunca tendría final.

Me sumergí en las adicciones del alcoholismo y la comida para desaparecer y olvidar. Pensé que nada tenía solución hasta que conocí a mi ángel, Alejandro Chabán, con el plan de dieta Yes You Can!. Estos productos naturales, la nutrición, el movimiento y la salud emocional fueron transformando mi vida, quemando toda esa grasa que había visto en mi cuerpo, mi cara, mis brazos, mi barriga.

El Yes You Can! me ha devuelto mi salud, mi sonrisa y las ganas de luchar por mis sueños. ¡Hasta ahora he bajado 80 libras en nueve meses! ¡Pasé de talla 3XL a talla M! Hoy me siento amada y apoyada por mis Yes You Can! Diet Coaches y por mi gran Familia Yes You Can!.

HISTORIA DE ÉXITO

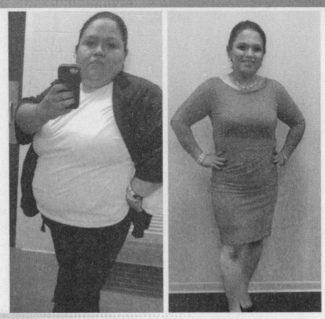

DANIA HERNÁNDEZ bajó **80** lbs

CONSEJO DE DANIA: *Lo que me ayudó a lograr este cambio fue ir documentando todo mi proceso en las redes sociales para poder ver mi propio cambio, encontrar el apoyo en la comunicad de Yes You Can! y que nadie me dijera que "mi cambio" no había sido verdad.*

*Los resultados no están garantizados y cambiarán según la dieta, el ejercicio, el metabolismo y la composición genética.

SEIS

Paso 3: Define tus metas

CUANDO ESTAMOS METIDOS en el ojo del huracán, con todo ese exceso de equipaje encima tanto por dentro como por fuera, avanzar y alcanzar nuestros sueños y esperanzas es tan cuesta arriba que sentimos que es lejano y prácticamente inalcanzable. Para mí, en aquel momento la gordura era como un hechizo, como si me hubieran condenado a cadena perpetua. Adelgazar 150 libras me parecía tan distante, tan inaccesible, que me resultaba más fácil seguir con mis costumbres y hábitos de siempre y continuar comiendo. No sabía ni por dónde empezar. Estaba literalmente perdido y ahogado en mi gordura.

Es como si te dijeran que te tienes que ir caminando de Los Ángeles a Nueva York sin mapa y sin teléfono. ¡Qué miedo! ¿Por dónde voy? ¿Y si me pierdo, y si me pasa algo en el camino, y si no me gusta lo que veo cuando llegue, si es que llego? Ay no, mejor me quedo en Los Ángeles tranquilo y listo, que aquí estoy seguro y cómodo porque esto ya lo conozco. Es mi zona de comodidad. Es la zona conocida. Ese es el mismo pánico que uno siente cuando tiene que perder mucho peso, tanto por dentro como por fuera. No sabes por dónde ir, cómo hacer, si lo vas a lograr. Si vas a volver a fracasar, si vas a volver a morir en el intento y la ilusión. Ahí es donde entran en juego las metas, el paso esencial para lograr lo que más quieres en tu vida.

> *Para crear una meta,*
> *primero necesitas tener un deseo.*

Para crear una meta, primero necesitas tener un deseo, como por ejemplo bajar de peso, comprar una casa o conseguir empleo. Luego ese deseo lo transformas en metas claras, realistas, tangibles, poniéndole fecha y haciendo un plan de ejecución, trazando así los caminos que formarán el mapa que te llevará a cumplir tus sueños. Tener metas clara y específicas es una clave esencial del éxito en todo lo que nos propongamos. Si tú dices que quieres bajar de peso, pero ni siquiera defines cuántas libras pesas ahora, cuántas libras quieres perder ni en cuanto tiempo, entonces no tienes una meta clara y se hace mucho más difícil lograrlo. ¿Cómo vas a llegar a tu destino si no sabes cómo ir?

Digamos que, por ejemplo, tú quieres ir a Disneylandia. Te montas en tu auto y arrancas por la autopista, pero no sabes para qué lado doblar. Entonces, te desvías y le preguntas a una señora en el camino cómo llegar. Ella te dice, basada en su experiencia, que debes doblar a la izquierda en la siguiente cuadra y luego a la derecha en la otra. Le haces caso, pero te das cuenta de que sigues perdido. Al final de la calle te encuentras con un señor en la esquina de la estación de gasolina y le pides ayuda a él. Te dice que lo que te dijeron estaba mal, que deberías dar la vuelta en U, regresar y doblar donde está el quiosco. Lo haces, pero no te sirvió de mucho. Bajas el vidrio y un camionero te dice que mejor te salgas en la próxima salida y retornes. Si sigues así, pueden pasar muchas horas hasta que llegues a tu destino. Te frustras, te estancas, quieres regresar a casa, ya no quieres ni ir a Disney, te pones de mal humor, no disfrutas el camino ni el viaje hasta que descubres que tu auto tiene un GPS. Lo prendes, primero determinas en dónde estás, luego determinas a dónde quieres ir, lo cual te dará el tiempo necesario, las vías posibles y el tiempo que tardarás en llegar. Empiezas a enfocarte en la meta, a pensar en lo mucho que deseas llegar, en lo divertido que será, en las atracciones de Disney. Te enfocas en lo verdaderamente importante que te hará visualizar y tomar acción hasta estar en el parque de diversiones. Recuerda: un deseo sin fecha ni plan es sólo un sueño. Si quieres convertirlo en meta, tienes que determinar el plan, ponerle día, mes y año, y establecer una estrategia definida.

> *Un deseo sin fecha ni plan es sólo un sueño.*

La clave de esta historia es que no debes tratar de andar por el camino que te indica otra persona para llegar a tu destino deseado, porque puedes llegar a tardar el triple o quizás ni siquiera llegues. No sabes si esa persona fue en coche, en bus, en tren o en bicicleta, no sabes si estaba a prisa o si iba dormida y alguien más manejó. Ponle gasolina, agua y aceite a tu auto, revisa las llantas, busca la dirección donde estás y donde vas, y métalas en el GPS, selecciona si quieres un camino con luces o autopistas o cuál camino deseas transitar. En términos de dieta, ¿qué tipo de plan de dieta deseas hacer?, ¿eres de los que les gusta cocinar y preparar comidas? Entonces, para Yes You Can! eres un Food Lover Dieter. ¿Andas siempre a la carrera? Entonces, eres un On the Go Dieter. Ten el número de alguien conocido a mano y arranca. Si vas con alguien al lado que sea tu apoyo y tu empuje, que no te desenfoque ni te llene la cabeza de negatividad. Tú tienes el poder en tus manos de trazar tu propio camino. Ha llegado la hora de dar este siguiente paso esencial en tu vida para cumplir tus deseos, sanar tu alma y encontrar tu prosperidad y bienestar.

ESTABLECE METAS CLARAS Y REALISTAS

No importa lo que desees, si no tienes una visión clara de lo que quieres, de cómo te beneficiaría a ti o la constancia, el tiempo y la determinación necesarios para alcanzarla, tu lista de metas simplemente será puro papel muerto, puro blah blah, como decimos en criollo. La razón por la que tienes que ser tan claro y específico es porque, de lo contrario, es muy posible que lo que recibas no sea lo que realmente quieres. Quizás tienes una imagen de lo que deseas en mente, pero debe ser específica, si no puede ser que te llegue algo diferente y que no te brinde la satisfacción que buscabas.

Es como cuando vas a un restaurante. No te sientas a la mesa y le dices al mesero que te traiga comida. Le pides el menú, lo lees con tranquilidad, ves todas tus opciones, te fijas cuánto sale cada plato, eliges los que deseas y luego le pides al mesero específicamente lo que quieres comer, desde la entrada y el plato principal hasta el postre y el café. Bueno, eso es lo que debes hacer con tus metas. En vez de decir, "Mi meta en este año nuevo es ser feliz", sé específico. Haz una lista de las cosas que te harían feliz y enfócate en lograr esas metas para llegar a sentir esa felicidad tan deseada. Mientras más clara, viva y detallada sea tu meta, más fácil será lograrla.

> *Mientras más clara, viva y detallada sea tu meta, más fácil será lograrla.*

Además de ser claras y específicas, tus metas también tienen que ser posibles, alcanzables, tangibles… realistas. No puedes pensar que te vas a hacer millonario vendiendo aires acondicionados en Alaska, ¿entiendes? Eso lo único que te va a traer es frustración. Si mides cuatro pies y te pones como meta ser jugador de basquetbol, o mides siete pies y quieres ser *jockey*, pues tengo malas noticias: lo más probable es que esa meta no la vayas a poder cumplir porque no es realista, no tiene sentido. Tienes que ajustarte a tu realidad.

Ahora bien, si me dices que quieres bajar 60 libras, eso definitivamente es algo tangible y posible. Pero si lo quieres hacer en un plazo de tiempo irreal, como en una semana, esa meta de inmediato se vuelve imposible. Si haces esto, te vas a sentir frustrado y posiblemente te des por vencido creyendo que tus esfuerzos no sirven para nada. Pero, ¡no es así! Lo único que tienes que hacer es ajustar el tiempo que le habías adjudicado. Una semana es irreal, mientras que seis meses o un año es mucho más tangible. Depende de cuánto le quieras invertir a esta meta ¿No sientes alivio al ver la diferencia que puede hacer darte un poco más de tiempo para alcanzar lo que deseas? Entonces, para llegar a bajar 60 libras en un año, para llegar a cumplir esta meta clara, específica y real, vas a tener que establecer otras metas a través del camino que te llevarán a tu destino final.

LOS TRES TIPOS DE METAS PARA TRIUNFAR

Hay tres tipos de metas: las de corto, mediano y largo plazo. Necesitas que las tres trabajen juntas para alcanzar tus deseos. Es decir que tus metas día a día, semana a semana, mes a mes tienen que tener coherencia con tu meta final para que la alcances a cumplir en el tiempo deseado.

Una meta a corto plazo es una pequeña meta que te propones para lograr en un tiempo corto de entre uno a tres meses. Una meta a mediano plazo es una que quieres alcanzar en alrededor de seis meses. Y una meta a largo plazo es la que deseas alcanzar en un año o más. Por ejemplo, si estás cursando la secundaria y tu sueño es ir a la universidad, tu meta a corto plazo es sacar buenas notas, tu meta a mediano plazo es pasar el año escolar y tu meta a largo plazo es ir a la universidad. ¿Ves cómo van de la mano las metas a corto y mediano plazo con la meta final? Son la clave para cumplir tu sueño.

Por ejemplo, si un día te levantas de la cama y decides que quieres correr una maratón, pero nunca has corrido en tu vida, entonces esa es automáticamente una meta a largo plazo. Si la estableces como una meta a corto plazo, no vas a lograrla, te vas a agotar en el camino y luego te vas a sentir mal contigo mismo por no haberla logrado. Pero si la pones como una meta a largo plazo, se vuelve realista y posible. Entonces, tienes que hacerte las preguntas necesarias para establecer tus metas a corto y mediano plazo: ¿Dónde puedo entrenar? ¿Cómo lo hago? ¿Quién me puede entrenar? ¿Cuánto tiempo necesito para prepararme? Cada una de estas preguntas te va a ayudar a especificar lo que necesitas hacer para lograr tu meta a largo plazo.

Otro ejemplo: si quieres conseguir un trabajo en el cual puedas ganarte un millón de dólares, no es imposible, pero sí llevará tiempo y esfuerzo, así que esa sería tu meta a largo plazo. Para establecer el tiempo que necesitas para alcanzar esa meta, tienes que evaluar tu posición actual y ver qué camino debes tomar. Si no sabes nada de negocios, quizás tengas que volver a la universidad y estudiar una carrera o un certificado en algo que te lleve a ganar un millón de dólares en una cierta cantidad de años. Cómo verás, tienes que hacerte muchas preguntas y ser lo más específico y realista posible. Si me dices que quieres ganar un millón de dólares pero no tienes trabajo, duermes hasta tarde y te quedas en casa mirando televisión todo el día, pues, entonces esa meta no es coherente con tu forma de vida y no la vas a lograr.

O digamos que, como muchos, tu meta es ser dueño de tu propia casa, esa entonces sería tu meta a largo plazo. Es importante definir claramente esta meta para poder así luego definir las demás de mediano y corto plazo que te llevarán a alcanzarla. ¿Dónde te quieres comprar la casa? ¿En qué zona, en qué vecindario? ¿Quieres una casa o un apartamento o un condominio? ¿Qué otras comodidades quieres que tenga tu hogar? ¿Quieres que esté en una zona céntrica o en los suburbios? ¿Cuántos cuartos quieres? ¿Te gustaría que sea de una o dos plantas? ¿Con o sin jardín? ¿La quieres construir o quieres una ya hecha? Define con claridad tu meta.

Una vez que hayas especificado los detalles de tu meta a largo plazo, es decir la casa de tus sueños, entonces es hora de establecer las metas a mediano plazo, que en este caso podría ser un presupuesto que te ayude a ahorrar el dinero que necesitas para lograr la meta a largo plazo: comprar la casa. Entonces, para esa meta a mediano plazo tienes que pensar en cuánto puedes ahorrar al mes, cuánto puedes dejar de gastar al mes para alinearte con tus deseos. Y de ahí nacerán tus metas cortas. Okey, ya sabes cuánto necesitas ahorrar pero no tienes un trabajo, entonces la meta corta es buscar un trabajo que te permita ahorrar lo necesario para comprar tu casa soñada. Las metas cortas te sirven como un aliento, un empujón para seguir por tu camino elegido, ya que es inexplicable la satisfacción que tienes al finalmente cumplir una meta, aunque sea una de plazo cortito. Es algo que te llena de energía para seguir adelante.

¡Ponlo en práctica!

PONTE METAS REALISTAS

Para asegurarte de que tu meta a largo plazo sea lo más realista posible, primero hazte ciertas preguntas.

- ¿Hace cuánto que te sientes así?
- ¿Cuánto tiempo llevas cargando con este exceso de equipaje lleno de emociones tóxicas, con tu gordura emocional?
- ¿Tienes sobrepeso físico que también quieres rebajar junto al emocional?
- ¿Cuántas libras deseas adelgazar?
- ¿Cuánto mides?
- ¿Cuánto pesas ahora?

- ¿Cuánto quieres pesar?
- ¿Cuánto tiempo le puedes o quieres invertir a tu meta?

Recuerda: si vienes cargando con este sobrepeso emocional y físico durante años, no puedes esperar solucionarlo en cuestión de semanas; no tiene sentido, no es realista. Por eso son tan importantes todas estas preguntas. Tienes que tomar en cuenta esta cantidad de tiempo para luego establecer una meta razonable. Así podrás ir sanando tu alma poco a poco, con cuidado, con paciencia, con amor, con respeto. Podrás ir adelgazando el sobrepeso físico y emocional con el que ya no quieres cargar más; podrás cumplir con tu compromiso contigo mismo y salir adelante de una vez por todas.

También asegúrate de que tus acciones y tus metas a corto y mediano plazo estén directamente ligadas a tu meta a largo plazo. Yo cuando vivía en Los Ángeles, California, fumaba mucho, hasta dos cajas de cigarros diarias cuando atravesé mis problemas económicos. Y ahora, aunque me da asco el olor, al ver mi balcón recuerdo cómo me hacía sentir y añoro fumarme un cigarro más en aquel espacio abierto y acogedor, pero no lo hago porque ya no fumo más. Dejé de fumar en el momento en que decidí que mi meta era inspirar a millones de personas a conseguir una vida saludable. Ahí fue que me di cuenta de que ese hábito no estaba alineado con mi meta a largo plazo de ser una persona saludable y un motivador de salud, así que dije: "Hasta aquí, no más". Mojé la caja de cigarrillos en el lavaplatos y la eché a la cesta de basura. Si yo deseo seguir inspirándote y motivándote a que seas saludable por dentro y por fuera, no puedo hacer lo contrario y fumar. Sería muy hipócrita. No puedo motivar a que mejores tu salud física y emocional si yo soy adicto al cigarrillo. No está de acuerdo con lo que deseo lograr en mi vida. No hay congruencia. Tienes que cuestionar tus comportamientos, tus acciones y asegurarte de que se alineen con tus metas a largo plazo. ¿Lo que estás haciendo hoy te está llevando adonde quieres estar mañana?

> *Asegúrate de que tus acciones y tus metas a corto y mediano plazo estén directamente ligadas a tu meta a largo plazo.*

Si quieres sanar tu gordura emocional, dos metas a corto plazo que ya tienes que haber alcanzado a esta altura del libro son las de comprometerte contigo mismo e identificar tu gordura emocional para saber cuál es la raíz de tu problema. ¿Ya lo has hecho? ¡Bien! ¡Te felicito! Aprovecha esa sensación gratificante de haber logrado estas metas a corto plazo para tomar impulso y fuerza y seguir adelante. Las metas a corto, mediano y largo plazo son una motivación esencial para no darte por vencido en este camino hacia la sanación. No importa si la meta es grande o pequeña, lo importante es que para ti sea importante.

MI PRIMERA META MOTIVADORA

Mi papá fue el que me presentó la primera meta clara en mi camino. Y fue una de las cosas que me motivaron a bajar de peso. Me decía: "Vamos campeón que tú eres grande, tú puedes, tú tienes la luz dentro y el poder para alcanzar esa meta. En realidad fue eso, las ganas que tenía de rebajar y el apoyo de mi papá y mi mamá. Tenerlos a mi lado, creyendo en mí, diciéndome que lo iba a lograr, que me iban a acompañar, ese apoyo fue el primer ápice de luz que pude dilucidar al final del camino. El otro fue la moto que me ofreció mi padre como premio.

Él sabía cuánto deseaba tener una moto pequeñita. Soñaba

a diario con manejarla, ir donde mis amigos en mi pueblo. Y a ese sueño mi papá me lo convirtió en una meta a largo plazo al acercarse un día y decirme: "Ven acá, vamos a hacer algo, vamos a negociar. Si tú bajas de peso... yo te voy a regalar tu moto". ¡Quedé boquiabierto! De pronto ese sueño se me había vuelto tangible, y mi papá me había mostrado el camino para lograrlo. Esa fue una gran motivación, la primera meta concreta que me impulsó a seguir echando para delante. Cuando quería tirar la toalla, cuando me frustraba porque no había rebajado lo que deseaba rebajar en una semana, esa imagen de la moto se me venía a la mente y me motivaba para no darme por vencido. Sin embargo, lo que me mantenía enfocado día a día era esa sensación de desahogo y liviandad que empecé a experimentar al adelgazar varias libras. También me ayudaron un montón esos primeros comentarios de las personas que me decían que me veían más flaco. Ese reconocimiento de mis esfuerzos, el saber que ya había cambios visibles, era parte de esa gran fuente de inspiración para seguir mi camino.

Cuando al fin logré adelgazar, cuando llegué a mi peso ideal (antes de entrar en mi etapa anoréxica), mi papá cumplió con su promesa y me regaló la moto. Premió mis esfuerzos y cumplí mis metas a largo plazo: ¡perder todas mis libras de más, cumplir con mi compromiso y tener la moto de mis sueños!

¡Ponlo en práctica!

AHORA TE TOCA A TI

Elige una de tus metas y, como motivación, elige un premio con el que te recompensarás al cumplirla. Asegúrate de que el premio no tenga que ver con la comida, sino con algo que te inspire, te motive, te encante, te apasione, te haga feliz. Por ejemplo:

- Si tu meta es bajar veinte libras y te encanta la música, al lograr esta meta, ve a un *show* en vivo de tu artista favorito.
- Si tu meta es tramitar tus papeles de inmigración para poder ayudar a tu familia, cuando lo logres, haz una fiesta con tus seres queridos.
- Si tu meta es conseguir un trabajo y te apasiona el golf, al lograrla, inscríbete en clases de golf como premio.

Tener un premio esperándote al final del camino sirve como gran motivación para seguir adelante y llegar a tu destino. Recuerda que los premios no necesariamente tienen que ser grandes; simplemente tienen que hacerte feliz. ¡Sirven para motivarte y celebrar tus logros!

LA FUERZA DE VOLUNTAD EN LAS METAS

Durante mi proceso de adelgazamiento —y luego cuando tuve que enfrentar mi anorexia y sanarme de ese desorden alimenticio, así como los muchos retos que le siguieron a esa etapa en mi vida— sin fuerza de voluntad, no hubiese llegado adonde estoy hoy. La vida está repleta de impulsos y si dejamos que estos impulsos controlen los pasos que damos en nuestro camino, no vamos a poder alcanzar ninguna de nuestras metas. Nos vamos a descarrilar. Ahí es donde entra la fuerza de voluntad. Tú puedes controlar los pequeños impulsos y las conductas que te llevan a lograr tu meta. Esa fuerza, ese poder, está en ti. Si tu meta es adelgazar y te ofrecen un pedazo de pastel, tú eres el que decide si te vas a desviar del camino y comer el pastel o te vas a mantener firme y enfocado. Esa decisión nace de tu fuerza de voluntad, es lo que nos empuja a vencer cada obstáculo en el camino y nos lleva a lograr cada una de nuestras metas.

> *Tú puedes controlar los pequeños impulsos
> y las conductas que te llevan a lograr tu meta.
> Esa fuerza, ese poder, está en ti.*

Te estarás preguntando, "¿Pero dónde está mi fuerza de voluntad? ¿Dónde se esconde? ¿Cómo la llamo cuando más la necesito?". Cuando te enfrentes a una de estas situaciones, antes de responder, detente un minuto y piensa en tu meta. Si aceptas el pastel, ¿eso te ayudará a alcanzar tu meta? No. Entonces no lo hagas. Yo sé que tienes la fuerza de voluntad para tomar la decisión correcta; ahora lo que necesito es que tú lo sepas también.

¿Sabes dónde está tu fuerza de voluntad? ¡En ti! Es más, yo pienso que todos nacemos con la misma capacidad de voluntad, con el mismo nivel de voluntad. Pero a medida que van pasando los años, algunos la desarrollan y la refuerzan más que otros. A veces las circunstancias de la vida te la apagan, te la esconden, y los que la perdemos de vista creemos que directamente nunca la tuvimos, pero sí, te aseguro que ahí está. Si este es tu caso, tienes que descubrir por qué no pudiste desarrollar y nutrir tu fuerza de voluntad y dónde fue que quedó estancada.

- ¿Cuáles son los hábitos, las costumbres, las creencias que han bloqueado tu fuerza de voluntad, que te han hecho desconfiar de tu poder de decisión?
- ¿Cuáles son las circunstancias que te han hecho sentir que ese poder de decisión ya no está en tus manos?

Muchos de nosotros venimos de otros países, y a veces la lucha diaria en un país nuevo, con otro idioma, otra cultura, se hace tan cuesta arriba, que esa fuerza de voluntad inicial desaparece. ¿Dónde quedó? Sigue ahí, simplemente la perdimos de vista.

Lo que a mí me ha ayudado a encontrar y redescubrir mi fuerza de voluntad son las metas. Si no tengo una meta clara y específica que deseo con toda la pasión y el hambre alcanzar, no tengo voluntad. Si no hay algo que me mueva, que me motive, que me inspire, no tengo suficiente voluntad para hablar con el gordito interior y este puede llegar a apoderarse de mí y hacerme sentir una víctima dolida. Pero si estoy enfocado en algo, no me para nadie. Si sé cuál es mi destino final, mi fuerza de voluntad se hace presente para que yo pueda alcanzar y visualizar a diario ese sueño. Yo sé que a veces no es fácil, que requiere de un esfuerzo. Pero también sé que si estás bien predispuesto, esa fuerza de voluntad te llena de energía y motivación y sientes que te puedes comer el mundo.

Por eso mismo es que a mí me molesta enormemente cuando escucho a una persona decir: "Estoy soltera, tengo cuarenta años, siempre he sido gorda, soy infeliz, nadie me quiere, no tengo amigos, coño pero no puedo dejar el vino". ¿En serio? ¿Por una copa de vino diaria, o tres, o cinco, tú estás dejando de lado todo aquello que deseas y quieres en tu vida, todo lo que sabes que realmente te va a hacer feliz? ¿Vas a permitir que una copa de vino o una papa frita o un plato de pasta se interponga entre tú y tu sueño? No señor, no señora. La copa de vino no es más importante que tu salud y la felicidad que te daría formar esa familia que tanto deseas. Y si no estás de acuerdo, entonces por favor vuelve a leer este capítulo ahora mismo porque claramente todavía no te has podido comprometer contigo mismo. Ahora bien, si estás de acuerdo, si te das cuenta de que ninguna copa de vino o papa frita puede ser más importante que cumplir tus deseos, entonces haz el siguiente ejercicio…

¡Ponlo en práctica!

DESCUBRE TU FUERZA DE VOLUNTAD

Si tuvieras que calificar tu fuerza de voluntad hoy, del 1 al 10, ¿qué número le pondrías? Piénsalo bien. Okey, ¿ya tienes el número en mente? Pues, quiero aclararte una cosa ahora mismo: *Todos nacemos con la fuerza de voluntad en 10*. ¿Me entiendes? Si dijiste 1, 2, 3, 5, 6, pues yo quiero que lo lleves a 10 ahora mismo. Quizás a través de los días, los meses, los años, hayas perdido de vista ese 10, pero ¡ese 10 es tuyo! ¡Con el poder que me concede Dios, te concedo la semilla de la voluntad!

Ahora planta esa semilla con ese número 10 en tu alma y riégala todos los días para que no se vuelva a secar, para que continúe creciendo y te dé las flores que te mereces. ¿Cómo haces para regar tu fuerza de voluntad? Cada vez que alcances una meta, cada vez que sientas que lograste algo —sea salir a hacer ejercicio, no criticar a los demás por un día, cumplir con tu dieta, conseguir una entrevista de trabajo, bajar de peso— por más pequeño o grande que sea:

- Reflexiona un minuto sobre lo que hiciste para alcanzar esta meta.
- Reconoce el esfuerzo o la decisión o decisiones que te llevaron a lograrla.
- ¡Sonríe!
- ¡Abrázate!
- ¡Felicítate!

Celebra cada uno de esos momentos y así seguirá creciendo sana y alegremente tu fuerza de voluntad.

EL PROPÓSITO DE TU VIDA

El primer paso que tienes que dar para comenzar a descubrir tu propósito de vida es hacerte las preguntas que aparecen a continuación. Por favor escribe tu respuesta en el espacio en blanco después de cada pregunta. Es importante que veas tu respuesta. Contesta honestamente, desde el fondo de tu corazón. Aquí nadie te va a juzgar. Tienes que conectarte con tus deseos, tus sueños y tus pasiones más profundos. Atrévete a soñar en grande:

* ¿Qué es importante para ti en la vida?

  _____

* ¿Qué te mueve o impulsa a seguir adelante?

  _____

* ¿Qué te atreverías a hacer con tu vida si supieses que no fallarías?

  _____

* ¿Cuál es el sueño que siempre has querido cumplir pero no lo has hecho por miedo o porque crees que no puedes?

  _____

* ¿Qué es lo que tú quieres de tu vida?

  _____

* ¿Cuál quieres que sea tu legado?

  _____

Muchas veces es tan incongruente lo que queremos los seres humanos con lo que hacemos. Hay personas a las que les puedes preguntar qué es lo que más desean, y te dicen tener una familia; pero si les preguntas qué tipo de auto se quieren comprar, te dicen un BMW de dos puertas. Pues, eso no va de la mano con tu propósito de vida de tener una familia, porque ahí no vas a tener lugar para poner la silla infantil de tu hijo, no vas a poder llevarlos cómodamente a la práctica de deporte que les encanta, porque no es un auto de familia. Si tu prioridad es tu vida profesional, quizás quieras vivir más cerca de la zona de tu trabajo, pero si tu meta es armar una familia, lo más importante puede llegar a ser encontrar un lugar que ofrezca también un buen sistema escolar.

> *Tus metas están directamente relacionadas con tu propósito de vida. Y ese propósito se va a ir revelando a través de tus valores.*

Como verás, tus metas están directamente relacionadas con tu propósito de vida. Y ese propósito se va a ir revelando a través de tus valores. Nuestro propósito de vida y las metas que definimos cada uno en nuestras vidas son y deben ser totalmente personales. Es lo que marca nuestro camino en este mundo. Si lo que quieres es hacer dinero, está bien; si lo que quieres es viajar por el mundo, está bien. Si tu vocación, tu llamado, tu propósito es hacer obras de caridad, ¡buenísimo! Si encuentras tu inspiración con metas profesionales, ¡adelante! Si tu deseo más grande en este mundo es tener una pareja y ocuparte de ella, ¡excelente! El propósito de tu vida es tuyo, es un camino personal y único, no tiene que ver con las obligaciones y los deberes; está ligado a tu pasión, tu amor, lo que te inspira, lo que te hace pleno.

Yo conozco a una persona brillante, súper inteligente y capaz, pero cuando le dijeron que lo iban a ascender a mánager, su respuesta inmediata fue: "No". Esa posición no se alineaba con sus metas. Él valoraba su libertad, su tiempo libre para hacer deportes, salir con su pareja, no quería más responsabilidades, estaba bien con lo que ganaba. Él tenía claro que eso era lo que lo hacía feliz y en eso debía enfocarse. Tus prioridades no te hacen mejor o peor persona. Es más, si todos tuviéramos las mismas metas y el mismo propósito de vida, qué aburrido sería este mundo. Lo glorioso es que cada uno tiene sus sueños y cada sueño, al final del día, se complementa con los de otras personas, y así se va armando el mundo donde todos podemos ofrecer algo diferente en esta vida, donde todos tenemos algo único, distinto y especial que dar. De esta manera nos complementamos y nos enriquecemos. ¡Qué maravilla!

Es más, imagínate lo que pasaría si ese amigo que tiene claro que lo que valora es su tiempo libre acepta un cargo más alto por presión social o familiar. Primero, estaría siguiendo la meta de los demás y no la de él, por lo que dejaría de enfocarse en su propósito de vida, sus prioridades, y eso probablemente lo llevaría a sentirse triste y deprimido. ¿Y qué pasa cuando nos sentimos tristes, cuando engordamos emocionalmente? Pues, muchos de nosotros recurrimos a algo que nos ayude a tapar ese vacío, como la comida. Y ahí es donde comienza la caída libre para ese amigo, porque siguió los mandatos sociales o familiares y perdió de vista el sentido de su vida.

Las metas desalineadas de nuestro propósito traen mucha infelicidad. Si esto nos ocurre, nos encontramos trabajando para algo que en el fondo no es lo que deseamos, y eso solo causa frustración y resentimiento. No tiene sentido lo que haces y cómo te comportas hoy si no está alineado con tus metas, con tus prioridades, con tu objetivo de vida; es así de simple. Porque yo puedo venir y decirte, ¡vas a ser millonario! o ¡vas a ser la mujer más hermosa con pelo de oro! Pero quizás al oír eso, tú frunzas el ceño y me respondas: "Espera, pero eso no es lo que yo quiero". O te puedo decir: "¡Vas a ser el mejor jugador de fútbol del mundo!". Y tú me puedes llegar a contestar: "Pero si a mí no hay nada que me aburra más que el fútbol". Ajá, bien, entonces ¿qué es lo que quieres tú para tu vida? Aún más importante: ¿el sobrepeso físico y emocional te está ayudando a cumplir ese propósito en tu vida?

Acá no es cosa de juzgar. Yo no te voy a juzgar por el camino que decidas elegir; al contrario. Mi deseo más profundo es que te animes a elegir lo que te hace dichoso. Define tus prioridades, lo que es importante para ti. Si tú lo que más quieres es casarte, pero por tu gordura emocional y física te has aislado de tus amigos, entonces, pues, eso es claramente algo que tienes que solucionar. Si no sales y socializas, no te vas a brindar la oportunidad de conocer a alguien nuevo, alguien que quizás se transforme en tu novio. Si este es tu caso, sea cual fuere tu meta a largo plazo, si el sobrepeso físico y emocional no te permiten avanzar, tienes que atacar esa primera piedra en el camino. ¿Cómo la atacas? Con tus metas a corto y mediano plazo. Tienes que enfocarte para que poco a poco vayas descubriendo tu gordura emocional, para que vayas adelgazando tu sobrepeso físico, para que vayas sanando tu alma y tu cuerpo, para que puedas trazar el camino hacia tu verdadera felicidad.

EN BUSCA DE MIS METAS Y MIS SUEÑOS

Si no nos comprometemos con nosotros mismos y nos regimos por las metas que nos imponen los demás, nunca vamos a ser felices. No nos vamos a sentir afortunados. Por más difícil que sea, tenemos que seguir nuestro camino, buscar nuestro propósito de vida y transformarlo en nuestra prioridad.

Desde mis ocho años, mi papá ha estado preparándome para que no solo me ocupe de sus negocios sino para que cumpla su sueño de ser gobernador de Maturín. Todas las mañanas, cuando me llevaba al colegio, me ponía casetes de motivadores que no tenían nada que ver con lo que yo era en ese momento, sino lo que él quería que yo fuese en un futuro. Él ya había trazado mis metas a corto, mediano y largo plazo, pero esas en realidad eran sus metas, no las mías. A mí me llamaba la atención todo lo contrario a los negocios en aquel entonces, lo que a mí me interesaba era la actuación. Esa meta a largo plazo mía fue formándose desde que era un niño.

Mientras mi papá me ponía esos casetes de motivadores y me repetía una y otra vez que yo sería el heredero de su negocio, que manejaría las tiendas, que estaría encargado de sacar a mis hermanas adelante, yo soñaba con algo más grande, algo que me llevaría lejos de ese pueblo. Las rutinas de mi familia en Maturín me empezaron a desesperar a los nueve años. No entendía por qué no podíamos hacer otras cosas los fines de semana. Deseaba que algún domingo del mes, en vez de salir a almorzar y luego dar la vuelta por el pueblo y cerrar la tarde con el helado de siempre, fuésemos a un río, o hiciésemos un picnic, o fuésemos al parque o a la iglesia, cualquier cosa para romper con la rutina. Pero no.

Sin embargo, aunque esto era algo que me molestaba, me inquietaba, me recuerdo como un niño feliz en esa época. Era tranquilo, amaba estudiar, no era nada travieso. Ahora que lo pienso, era mucho más maduro que el resto de los niños de mi edad. Observaba las travesuras de los demás y mi reacción era pensar: ¿Por qué le hacen una travesura a esa señora que está volviendo cansada del trabajo? A veces hasta les hablaba a mis amiguitos, pero lo único que lograba era que se fastidiaran conmigo y me dijeran que si no me divertía que no volviera a jugar con ellos. Esos fueron los primeros momentos en que comencé a sentir que yo no pertenecía en ese lugar.

Nuestro lugar en el mundo no siempre es el lugar en el que nacimos, eso lo pude comprender años más tarde. En aquel entonces, siendo un jovencito sensible y observador, no entendía por qué me sentía tan fuera de lugar. Recuerdo que salía a ver el cielo, a observar las estrellas y me preguntaba si la gente en otras ciudades, otros países estarían viendo la misma noche que yo. Tenía mucha curiosidad, me llamaba algo diferente. Creo que en parte por eso me debo haber volcado hacia la actuación desde tan pequeño. Esa actividad me servía de escape, me permitía encarnar otras vidas y experimentar otros mundos a través de mi imaginación, y eso me parecía fascinante.

Recuerdo que la mayoría de mis amiguitos árabes estaban felices con saberse herederos de la familia, felices de pensar que un día trabajarían con sus papás en sus tiendas y que luego el negocio sería de ellos. No les parecía aburrido que mis tíos hicieran todos los días exactamente lo mismo, abriendo y cerrando sus negocios a la misma hora, comiendo los mismos almuerzos y cenas día a día, sin cuestionarse nada, sin pensar que la vida podría ofrecerles mucho más si ellos así lo deseaban. Sin embargo, ahora entiendo que esa era su elección; hacer eso era lo que los hacía sentir afortunados, ese era su propósito de vida, pero definitivamente no era el mío. Por eso, cuando de pronto vi que se me abría la oportunidad para irme de Maturín, cuando vi que tenía la oportunidad de cumplir mi sueño de ser actor profesional, no lo dudé ni un instante.

Era junio de 1998 y estaba a punto de graduarme de la secundaria, cuando mi papá se me acercó un día y me presentó su plan para mí:

—Te vas a quedar aquí en Maturín un año y luego decidimos qué vas a hacer.

—No —le respondí con convicción—, yo me voy a Caracas y arranco universidad ahora, en agosto.

—Pero estamos en junio…

—No importa, yo arranco en agosto.

Sé que a mi papá seguramente no le gustaría la idea de dejarme ir a la gran capital de nuestro país de tan jovencito. Recuerda que como me habían adelantado dos años en la primaria, ahora me estaba graduando de la secundaria a los dieciséis años y recién estaría cumpliendo los diecisiete al llegar a Caracas en agosto. Sin embargo, mi papá no me hizo guerra. Escuchó mi determinación y respetó mi pedido. Ahora era cuestión de ver qué estudiaría. Le pidió al psicólogo que me ayudara a elegir una carrera.

Como yo odiaba la Matemática y la Física, tenía clarísimo que quería elegir una carrera que fuese la antítesis de eso. Entonces, cuando me sentaba en la oficina del psicólogo a responder sus preguntas o a hacer los tests vocacionales, me aseguraba de contestar mal todo lo que tuviera que ver con ciencias para así manipular los resultados a mi favor. Sin embargo, siendo alguien a quien siempre le ha encantado estudiar, pensé que la carrera que más fácil se me haría sería Derecho, así que apunté a eso. Nótese que de entrada, lo que buscaba era el camino más fácil para complacer a mi padre. Eso era todo lo que deseaba conseguir con esa carrera porque en realidad mi meta a corto plazo era llegar como fuera a Caracas para definir mis próximas metas a corto y mediano plazo que me llevarían a cumplir mi meta a largo plazo: mi sueño de ser actor profesional. Ya tenía mi camino trazado, ahora solamente necesitaba encontrar la manera de llevarlo a cabo. Ahora nada me iba a detener. Esas metas habían encendido un fuego interior. Mi fuerza de voluntad y toda mi energía estaban dirigidas a cumplir lo que en ese entonces sentía que era el sueño más grande de mi vida: actuar.

Sin embargo, este amor por el arte de la actuación era algo que no podía compartir en mi casa; no lo tomaban en serio. Es más, en mi casa la palabra "actor" estaba relacionada con drogas, vicios y alcohol, con libertinaje, con los que llevaban una vida descarrilada. Ningún hijo de mi padre iba a caer tan bajo. Él necesitaba que yo siguiera una carrera tradicional y yo necesitaba que me dejara ir a la universidad en Caracas para cumplir mi sueño, así que utilicé la herramienta más fuerte que tenía a mi alcance para que esto fuera posible: mi psicólogo.

Una vez que hablamos de que estudiar Derecho sería lo mejor para mí, comencé a utilizar mis sesiones con el psicólogo para darle a entender lo importante que era para mi salud mental irme de Maturín. En las sesiones anteriores no me había abierto demasiado, pero ahora empecé a hablar más con la esperanza de que él me ayudara a convencer a mi papá de que debía mudarme a Caracas por mi propio bien. Él comprendió el ahogo que yo sentía en ese lugar, entendió todo lo que yo había sufrido al sentir que no pertenecía y estaba claro que para mí quedarme era una especie de condena a una cárcel. Necesitaba volar a algo nuevo, un lugar que me diera el espacio para explorar quién era este nuevo yo delgado y esta persona a quien le empezaron a florecer nuevas esperanzas.

Mi papá escuchó con cuidado las recomendaciones de mi psicólogo y a las dos semanas de graduarme estábamos en Caracas recorriendo las universidades. Terminé inscribiéndome en una universidad privada, que era la que me permitiría mudarme a Caracas en agosto como yo deseaba, todo pago por mi papá, claro. Había unos amigos de mi papá en Maturín que tenían un apartamento en Caracas, entonces les explicó la situación y les preguntó si se los podría alquilar para mí y dijeron que sí. Así fue como cumplí mi meta de mudarme a Caracas, una meta a largo plazo sabiendo que hacía años que soñaba con irme de Maturín y también una meta a corto plazo en relación a mi deseo de ser actor.

TU FUTURO ESTÁ EN TUS MANOS

Ahora que tienes tus metas escritas, recuerda abrazarte y felicitarte cuando las alcances. Cada meta cumplida es un gran logro y merece ser celebrada como Dios manda. ¿Y qué pasa cuando cumples tus metas? Después de celebrar, ¡haz una lista de metas nuevas! Las metas, como las cuatro estaciones del año y como la vida en sí, van cambiando y evolucionando con el pasar del tiempo. A medida que crecemos, vamos necesitando y deseando otras cosas en nuestras vidas, por eso siempre tenemos que estar atentos a los cambios en nuestras circunstancias para reajustar nuestras metas adecuadamente y así siempre estarán alineadas con nuestras vidas.

Por ejemplo, cuando terminó mi última relación, de pronto la vida tomó otro rumbo, cambió, y me quedaban dos opciones:

o me encerraba en mi casa a dormir y llorar y apagar el teléfono y sentirme una víctima o usaba esta oportunidad para crecer, cuidar mi salud y mejorar mi vida. La primera no iba a solucionar nada, no me iba a devolver el amor perdido y, aún peor, era un camino que me podía llevar hacia la comida como consuelo. Así que elegí la segunda opción, concentrarme en mi bienestar y cuidarme más que nunca. Cuidar mi cuerpo, cuidar mi nutrición, cuidar mi mente y cuidar mi alma. Tuve que detenerme y pensar en las consecuencias de mis próximas acciones para llegar a esa decisión. Cuando me enfrento a este tipo de eventos en mi vida que traen consigo emociones fuertes y dolorosas, me pregunto: *La acción que estás por llevar a cabo, ¿realmente va a mejorar y solucionar el dolor que sientes hoy?* Si mi respuesta es "no", busco otro camino, reevalúo mis metas y agrego los nuevos deseos que surgen de este momento; aquellas cosas que me regalan una sonrisa y me llenan el corazón y el alma de plenitud, como lo hace cuidar mi cuerpo, mente y alma para sentirme mejor que nunca.

Otra situación que te puede llevar a reevaluar tus metas es cuando de pronto te das cuenta de que te has puesto metas con propósitos equivocados. Que lo que tú creías que te haría feliz en realidad no era tan así. Ese es otro momento en el que debes detenerte, observar lo que está fallando y reevaluar el camino en el que estás. Me pasó al principio con la actuación. Cuando recién comenzaron a salir al aire mis primeras novelas, en vez de celebrar ese gran logro, lo único que pensaba era: "Uy, cuando todos los que me llamaban gordo se den cuenta de que soy famoso, se van a tener que comer sus burlas porque todos van a querer un autógrafo, todos van a querer ser mis amigos".

Y así fue. Los que siempre se habían burlado de mí ahora me pedían amistad en Facebook y a varios los aceptaba para que vieran mi éxito, para demostrarles que yo era más que lo que ellos creían que era. Pero después de un tiempo, esto ya no tenía el mismo efecto en mi vida. Es como cuando ahorras por tres meses para comprarte ese pantalón nuevo o esa cartera de marca que tanto quieres y finalmente logras obtenerla y la luces con todo su esplendor. Vas para el trabajo con tu pantalón o cartera nueva, todos te alaban y tú te sientes como nunca de bien, pero ya para el tercer o cuarto día nadie te dice más nada porque ya pasó la novedad, ya quedaste en la historia otra vez. En mi caso, mi éxito como actor, el hecho de que los que se burlaban me vieran triunfar, en realidad no hizo nada para borrar de mi mente y alma el tormento que me causaron sus palabras y esos sobrenombres. No me ayudó a transformar el dolor que tenía por dentro, mi gordura emocional. Ahora me doy cuenta de que yo había buscado una carrera que estaba directamente ligada a la aprobación, a la atención, a los aplausos, todo lo que tanto anhelaba tener de niño. Pensaba que esa carrera me llenaría ese sufrimiento del pasado, pero lo único que podría lograrlo era sanar mi gordura emocional.

Mientras tanto, mi gordito interior seguía buscando reconocimiento, amor, seguía súper inseguro y lleno de miedos por más de que por fuera, para la gente, yo ya era todo un galán. Ahora me doy cuenta de que hasta la carrera que elegimos, nuestra vocación, nuestro llamado, está muy ligada a nuestra infancia. Sin embargo, en aquel momento yo todavía no había encontrado mi verdadero propósito de vida. Ya estaba delgado, ya tenía el cuerpo que tanto deseaba, ya estaba actuando profesionalmente. Al tener todas estas metas cumplidas, había llegado la hora de crear nuevas metas con nuevos propósitos y, para hacer eso, tenía que hacerme más preguntas. Ahora, ¿en qué quiero invertir mi vida?

Adelgazar es el primer paso que necesitamos dar para abrir el camino hacia nuestros deseos más profundos. Paralelo a esto, debemos también sanar nuestras emociones tóxicas, sanar nuestro espíritu. Porque si estamos bellísimos por fuera pero destruidos por dentro, nunca vamos a poder enfocarnos claramente en lo más importante de nuestras vidas, nuestros sueños, nuestros deseos, nuestras metas, con un verdadero y claro propósito. Pero, ay Diosito santo, agárrate fuerte porque una vez que tu mente, cuerpo y alma estén unidos por una sola causa, por tu meta a largo plazo, ahí podrás hacer lo que quieras con tu futuro, ahí absolutamente nada te podrá detener.

Sé muy bien que la razón por la que he podido continuar logrando mis metas importantes es porque he dedicado mucho tiempo y esfuerzo a cultivarme por dentro, a sanar mis heridas emocionales, aquellas que no nos permiten avanzar si no les prestamos la atención necesaria para curarlas. Todos tenemos heridas del pasado. En mi caso vinieron por la gordura y en tu caso pueden ser por otra razón totalmente diferente, pero si no nos sanamos, no nos será posible avanzar y alcanzar a ver las estrellas.

Es más, es algo que todavía sigo trabajando hoy en día. Aún me quedan bloqueos emocionales que necesito destapar para continuar adelante con mis metas nuevas. Hoy entiendo que un gordito herido, dolido, atropellando a todo el mundo por en frente, sintiéndose solo e inseguro de relacionarse con los demás, pensando que no merece lo bueno que le toca vivir, ese gordito no puede llegar a cumplir grandes metas como la de tener una compañía internacional, poder ayudar a transformar la vida de millones alrededor del mundo y hacer billones de dólares.

> *Los retos nos los* brinda *la vida, porque son regalos que nos ayudan a evolucionar.*

Tenemos que crecer con la vida, con las circunstancias, para poder aprender a manejar los nuevos retos que aparecen en nuestro camino. Los retos nos los *brinda* la vida, porque son regalos que nos ayudan a evolucionar. Son las grandes sorpresas que nos dan la oportunidad de crecer y mejorar y aprender, para así poder lograr lo que más deseamos. Sin retos no hay lecciones valiosas en nuestras vidas. Tienes que caerte para saber que te puedes levantar. No es divertido, pero ese aprendizaje solo viene de la mano de la experiencia en carne propia. Es así de simple. Para que esos tropezones no te lleven a darte por vencido, el secreto es mantener tus metas vivas, visibles y lo más cerca posible. De esa manera las podrás recordar al instante en los momentos más necesarios, y eso te ayudará a encontrar alternativas para no virarte del camino, si es que ese es el correcto, o para tomar otro si eso fuese lo mejor. Por ejemplo, al ser actor y aspirar a llegar a las pantallas de Univision, cada vez que aparecía la tentación de comer y dejar de lado todo lo que me hace bien por algo que me hace mal, recurría a mis metas para recordar por qué había elegido este camino. Si comía, podía engordar, y si engordaba, jamás llegaría a estar en la TV. Ese pensamiento, esa meta era lo que alimentaba mi fuerza de voluntad para decirle que no a cualquier tentación. Y eso es lo que deseo para ti.

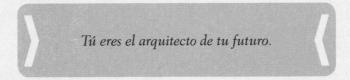

Tú eres el arquitecto de tu futuro.

No es un camino fácil. Muchas veces lograr nuestras metas requiere de grandes esfuerzos y sacrificios, pero si te mantienes enfocado en tu sueño, en tu meta a largo plazo, recordarás que todo lo que estás haciendo es una inversión que te acercará cada vez más a ese destino final. Tú eres el arquitecto de tu futuro. Cualquier obstáculo se encuentra en tu mente y las grandes posibilidades en tu corazón. Cuando por fin estés encaminado, cumpliendo tus metas, acercándote a tus sueños, ahí podrás decir con satisfacción y felicidad que estás al fin viviendo la vida de tus sueños, la que te hace feliz. Pero para llegar a ese momento todavía te faltan unos pasos importantes. A esta altura del libro ya te has comprometido contigo mismo, ya has identificado la raíz de tu problema y ya te has puesto metas para alcanzar tus deseos más profundos, lo cual te irá revelando también tu propósito de vida. Ahora te toca aprender a crear afirmaciones que te ayudarán a reforzar estos primeros tres pasos que acabas de transitar. Felicítate, abrázate, celébrate y sigue leyendo. Vas por buen camino, ¡no dejes que nadie ni nada te detenga!

Consejos esenciales para transformar tu vida
- Crea metas claras y realistas; mientras más vivas y detalladas, más fáciles de lograr.
- Establece metas a corto, mediano y largo plazo.
- Reconéctate con tu fuerza de voluntad; es esencial para cumplir tus metas.
- Descubre tu propósito de vida. Recuerda que está directamente relacionado a tus metas, valores, deseos y pasiones.
- Celebra cada meta lograda y ponte más metas para seguir adelante con tu propósito de vida.

¡Ponlo en práctica!

DEFINE TUS METAS

Una meta es una estrategia que te ayudará a cumplir tus objetivos, tus deseos, tus sueños. Ahora que ya sabes cómo crear tus propias metas, es hora de que las definas por escrito. Toma un papel o un cuaderno y una pluma, o abre un documento en tu computadora, y escribe *MIS METAS* como título. Ahora continúa con los siguientes tres pasos para definirlas:

1. Escribe tu meta a largo plazo, ese deseo o sueño que deseas cumplir.
   › Recuerda ser claro, específico y realista. Esta meta tiene que tener coherencia con tu vida.

> Tiene que ser una meta tuya y de nadie más.
> No vale anotar los deseos de tu marido, tus
> hijos, tus padres. Estás trazando el camino
> para determinar *tu* historia y la de nadie más.
> Ponle fecha. Recuerda: una meta sin fecha es
> solo un deseo. Anota el día, el mes y el año en
> el que te gustaría que esta meta se cumpla, y
> recuerda ser realista con el tiempo que te das
> para hacerlo.

2. Ahora escribe tus metas a mediado plazo,
aquellas que necesitas cumplir para llegar a tu
destino final. Ponles fecha.

3. Por último, escribe tus metas a corto plazo, las
que tienes que cumplir hoy, mañana, la semana
o el mes que viene para ir dando pasos hacia delante, para sentir que ya estás haciendo algo para
acercarte a tu gran deseo. Ponles fecha.

Puedes tener más de una meta a largo plazo. Así que
puedes repetir este proceso todas las veces que quieras
para cada una de estas metas, sea porque quieres comprarte un auto, una casa, porque quieres cambiar de trabajo, quieres tener una familia, quieres mudarte, quieres
viajar. No te autolimites. Ser realista no significa que no
puedes pensar en grande. Tu punto de partida es ahora,
hoy, en este mismo lugar. Recuerda que todo es un reflejo
de lo que tienes dentro. No importa cuál sea tu meta,
la clave es que te mantengas lleno de ganas de lograr el
resultado.

Nidia Gámez

Mi nombre es Nidia Gámez, tengo veintiséis años y soy americana de padres mexicanos. En mi casa siempre celebraban todo con comida pero yo era muy flaquita así que desde mis siete años mi mamá me daba vitaminas para abrir el apetito y engordar. Al parecer funcionaron porque comencé a comer sin parar.

A los doce años fui víctima de abuso sexual y la depresión me llevó a encerrarme en mi cuarto, comiendo sin control para así engordar y dañar mi cuerpo; quería verme gorda y fea para que ningún hombre me mirara. Me sentía menos por el abuso y el sobrepeso. Por años me daba vergüenza salir a la calle y mostrar mis 216 libras de peso y cuando viajaba a México a visitar a mis abuelos lo único que escuchaba era cómo toda mi familia me decía: "Estás GORDA mijita".

Terminé la escuela, me casé y fui madre muy joven. Aunque tenía muchas cosas buenas pasando en mi vida, ya no era Nidia, todos me llamaban "GORDA", una palabra que me deprimía muchísimo y me provocaba comer más aunque ya era talla 2XL.

El año pasado, cansada de que me llamen así, miré una foto y al ver todas esas lonjas en mi cuerpo entendí qué era lo que veían los demás y dije: "Hasta aquí". Comencé a buscar en las redes sociales algo que me ayudara a bajar de peso y encontré a Alejandro Chabán, el ángel que me ayudó a lograr el sueño que más anhelaba en mi vida.

Comencé con pequeñas metas y en seis meses bajé 62 libras. Con el plan de dieta Yes You Can! me siento como una persona nueva, segura de mí misma, bonita y con grandes sueños en la vida. Yes You Can!

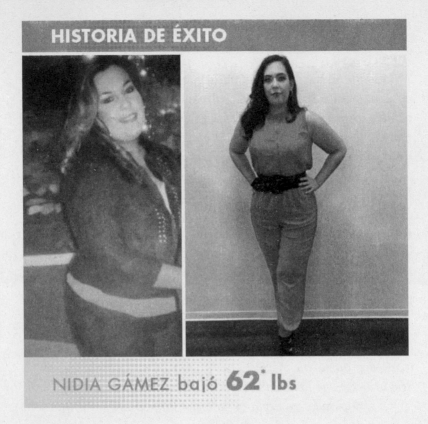

HISTORIA DE ÉXITO

NIDIA GÁMEZ bajó **62*** lbs

CONSEJO DE NIDIA: *Lo que me ayudó a lograr este cambio fue ponerme pequeñas metas de bajar de cinco libras a cinco libras, en vez de enfocarme en el gran número al final de la meta a largo plazo.*

*Los resultados no están garantizados y cambiarán según la dieta, el ejercicio, el metabolismo y la composición genética.

SIETE

Paso 4: Afirma tu bienestar

LA PALABRA ES la herramienta más poderosa que poseemos como seres humanos. Podemos mover ejércitos con ella, hacer el bien y también causar la destrucción. Es magia blanca o magia negra, depende de cómo la usemos. La palabra es un regalo que nos ha sido entregado por Dios. Mediante la palabra expresas tu poder creativo. Es gracias a la palabra que se puede manifestar lo que sueñas, lo que sientes y lo que realmente eres. Con ella puedes crear el más bello sueño o puedes destruir todo a tu alrededor. Hasta puedes modificar tus pensamientos a través de las palabras, y esto lo logras por medio de las afirmaciones.

La primera vez que descubrí lo que era una afirmación fue en un seminario en Venezuela, recién mudado a Caracas. Seguía algo perdido en mi interior. Por más de que ya estaba delgado, que había pasado por la oficina de un psicólogo, que había comenzado a identificar mi gordura emocional, que hasta había logrado mudarme a la gran ciudad siguiendo mis sueños, mentalmente continuaba sintiendo que era aquel gordo de 314 libras. Estaba totalmente en limbo, era un flaco que se sentía un obeso, era un joven de pueblo que se había mudado a la capital y era un estudiante de Derecho que quería ser actor. A su vez, esta nueva vida me ofrecía una página en blanco, un nuevo comienzo para escribir mi propia historia, un nuevo guión donde el protagonista era yo. Necesitaba a gritos descubrir quién era para poder presentarme en esta nueva etapa como la persona que siempre quise ser y no la que tantas angustias me había causado.

Esta era mi gran oportunidad. Nadie sabía mi historia, nadie sabía todo lo que había vivido en Maturín, nadie sabía lo gordo que había sido. Era el momento ideal para transformar mi historia, pero necesitaba ayuda para lograrlo. Ahí fue cuando entraron las afirmaciones en mi vida, como un regalo bendito de Dios, y estas me ayudaron a comenzar el cambio mental que tanto anhelaba y necesitaba para despejar mi camino y seguir adelante.

> *Una afirmación es una oración que te alinea con el futuro que deseas que sea tuyo.*

Una afirmación es una oración que te alinea con el futuro que deseas que sea tuyo. Sí, una afirmación es una simple oración plenamente positiva. Y el poder de esas palabras combinadas te alinea con tu meta, te ayuda a potenciar la persona que quieres ser en el futuro pero que todavía no has conocido. Es decir, una afirmación sirve como un puente entre la persona que eres hoy y la persona que aspiras a ser en el futuro. Y como con cualquier puente, para llegar de un lado al otro, la intención sola no cuenta. Necesitas tomar acción. Por eso las afirmaciones también están tan ligadas a tus metas.

Al igual que las metas, las afirmaciones tienen que estar arraigadas a la realidad. Si te repites como afirmación, "Tengo el pelo lacio", pero naciste con el pelo ondulado, de nada te va a servir esa afirmación porque no puedes cambiar tu ADN. De la misma manera, tampoco puedes afirmar nada por los demás. Si empiezas a afirmar, "Mi hija se graduará de abogada", rápidamente te vas a dar cuenta de que eso no depende de ti, depende de ella. La afirmación, al igual que la meta, tiene que ser algo totalmente personal; es parte de ese compromiso que has hecho contigo mismo, y nace de esas metas que quieres cumplir. Toma un ratito ahora para mirar tu lista de metas, la que creaste con la ayuda del capítulo anterior. Léela pausadamente y piensa en qué te podría llegar a impedir cumplir cada una de tus metas. Ahora piensa en lo que sí te permitiría alcanzarlas. Ahí tienes la semilla de tu próxima afirmación.

CÓMO HACER UNA AFIRMACIÓN

Las afirmaciones tienen que ser personales, positivas, tienen que hacer referencia al resultado final que deseas y tienen que estar conjugadas en el presente. Pero para llegar a esto, primero es importante identificar lo que no te gusta de ti mismo. En la columna izquierda de un papel, haz una lista de las características personales que tú sientes que te juegan en contra, que son negativas. Por ejemplo:

- solitario
- serio
- miedoso
- triste
- gordo
- inseguro

Ahora, en la columna derecha, al lado de cada palabra negativa, escribe lo contrario, lo positivo, lo que nos gustaría ser versus lo que somos. Usando el ejemplo de arriba, entonces verías lo siguiente:

- solitario   *amistoso*
- serio   *risueño*
- miedoso   *valiente*
- triste   *alegre*
- gordo   *delgado*
- inseguro   *seguro*

Este ejercicio ayuda a guiarte hacia la creación de tu afirmación, una oración que te servirá como un mantra en tu día a día. De esa lista de palabras positivas, la idea es que elijas las tres, cuatro o cinco que quieres utilizar para enfocar el cambio que deseas hoy. Para seguir con nuestro ejemplo, vamos a elegir "valiente", "alegre", "seguro" y "delgado".

Una vez que hayas elegido tus palabras personales, tienes que formar una oración que empiece con el verbo "ser" o "estar". Esto es lo que te ayuda a que tu afirmación se refiera al resultado final que deseas y no al proceso que te va a llevar a ese resultado. Esta parte es la que más confunde a la gente al principio. Muchas veces cuando explico lo de las afirmaciones, las personas no le prestan atención a esta parte y enseguida sueltan un "Yo deseo…". Pero esto no se trata de deseos. Si afirmas un deseo, permanecerás siempre deseando eso que tanto anhelas sin poder alcanzarlo. Otros dicen, "Bueno, pues, entonces, 'Yo quiero…'". No, eso tampoco te va a servir. Si afirmas lo que "quieres" vas a permanecer queriendo eso sin nunca recibirlo. El hecho de comenzar tu afirmación con "ser" o "estar" hace que te alinees con esa nueva persona que tú estás tratando de construir por medio de tus pensamientos y acciones. Por eso, debes empezar todas tus afirmaciones con "Yo soy" o "Yo estoy", siempre en presente para enfatizar que el resultado final al cual aspiras se transformará en tu presente.

Otra clave al crear tu afirmación es jamás usar la palabra "no". A parte de que queremos mantener la oración totalmente positiva, resulta que, aunque tú sabes lo que significa, la mente no reconoce esa palabra. Es decir, si tú dices, "No soy gordo", la mente automáticamente elimina el "no" y te deja con la frase "Soy gordo". Entonces, en este caso, en vez de decir "No soy gordo", la afirmación correcta sería: "Soy delgado".

El poder de la palabra es más fuerte de lo que te imaginas, así que ten cuidado con lo que eliges como oración. Asegúrate de que refleje tus metas. La idea es *reafirmar* lo que tú quieres.

Cuando fui a aquel primer seminario en Caracas, años atrás, no solo aprendí lo que era una afirmación sino que seguí las instrucciones y logré crear la primera afirmación de mi vida: "Soy un hombre seguro y humilde, sanando mi cuerpo pacientemente en el universo". En este caso elegí la palabra "seguro" porque era lo que quería sentir, ya que aunque había bajado 150 libras, mi mente seguía siendo la del gordo de 314 libras. La palabra "humildad" la elegí porque estaba consciente de que, como sentía que todo el mundo me quería hacer mal, me había vuelto demasiado agresivo contra todos. "Sanando mi cuerpo" lo elegí porque estaba recién salido no solo de la obesidad sino también de la anorexia y deseaba ser una persona saludable. E incluí "pacientemente" porque todavía me tocaba desarrollar mucha paciencia para curar mi cuerpo y mi alma. No podía desesperarme, lo que me había engordado emocionalmente y físicamente en años, no podía pretender cambiarlo en días.

Quiero que notes lo detallada que es mi explicación anterior. Hasta el día de hoy recuerdo por qué elegí cada una de esas palabras, y eso me es posible porque me tomé el tiempo necesario para realmente indagar en lo más profundo de mi ser y encontrar las palabras justas que me ayudarían a transformarme en lo que tanto deseaba ser. Este paso te lo tienes que tomar con calma. Es un momento para explorar quién eres y quién quieres ser, para sincerarte contigo mismo, para revisar tus metas y para abrirte a la posibilidad de alcanzarlas.

CÓMO LIDIAR CON PENSAMIENTOS NEGATIVOS

Como bien establecimos al principio de este capítulo, las palabras contienen la fuerza más poderosa que posee la humanidad. Podemos elegir utilizar su fuerza constructivamente con palabras de aliento, o destructivamente utilizando palabras negativas. Las palabras poseen la energía y el poder para ayudar, sanar, obstaculizar, dañar, juzgar, criticar, chismear y humillar. Justamente tienen la posibilidad de ayudar o dañar porque el tipo de energía que se le adjudica a cada palabra depende totalmente de ti. Por eso es tan increíblemente importante que les empieces a prestar más atención a tus palabras y tus pensamientos. Tienes que detener la negatividad antes de que se apodere de tu mente y transformarla en energía positiva.

> *Tienes que detener la negatividad antes de que se apodere de tu mente y transformarla en energía positiva.*

En mi proceso de adelgazar, cuando reconocí que las razones detrás de mi hambre voraz eran emocionales y que estaba supliendo el cariño de mis padres con la comida, empecé a tomar conciencia de mis acciones y a prestarle más atención a mis comportamientos diarios. Eso es lo que me permitió tomar acción para transformar aquellas conductas negativas que me estaban saboteando lo que más deseaba en nuevos hábitos alentadores, positivos y duraderos, como exploraremos en más detalle en el capítulo 9.

Cuando te vengan los pensamientos negativos, pues, creer que los podrás apagar de un cantazo es algo iluso. La táctica más eficiente es acusar recibo y decirle a tu mente, "Gracias por compartir", y volver a enfocarte en tu intención, en tu afirmación, en tus metas. Esos pensamientos negativos son como los miedos, las expectativas o las tentaciones: nunca desaparecen del todo, pero sí puedes aprender a manejarlos a tu favor. Vélos como árboles que pasan a tu lado mientras manejas o vas en el tren. Si sólo enfocarte de nuevo en tu afirmación no te ayuda del todo, entonces, escribe esos pensamientos negativos, esos miedos, lo que te paraliza, las cosas que te impiden llegar a tu metas. El hecho de escribirlos te ayuda a transferirlos de tu mente a un pedazo de papel, y se vuelven tangibles, se vuelven más manejables. Ahora repite tu afirmación, relee tus metas, reenfócate en tu intención y sacúdete la energía negativa de tu cuerpo. ¡Pa' fuera! Adopta una actitud activa y positiva ante los cambios que deseas hacer en tu vida. Recuerda: la afirmación es poderosa y su energía puede ser positiva o negativa, así que *todo depende de ti*.

REAFIRMANDO MI NUEVO YO

Cuando me mudé a Caracas, estaba en pleno proceso de descubrimiento personal. Sabía quién había sido en Maturín y tenía una idea de quién quería ser en el futuro, pero mi presente era una nebulosa. Por eso fue que decidí inscribirme en un seminario de crecimiento personal llamado Insight, que duraba unos cuatro días enteros. En realidad, había conocido esta organización unos cinco años antes, cuando mi mamá me inscribió en el seminario Insight para niños. En aquel momento tenía sobrepeso y estaba entrando en mi etapa rebelde y agresiva. Es más, como fue una decisión de mis padres y no mía, no supe aprovechar las herramientas valiosas que me estaban enseñando. Tanto así, que un día mi mamá recibió una llamada pidiendo que me pasaran a buscar. Cuando llegó le comentaron que yo era demasiado grosero y que mi actitud estaba afectando a los demás niños que sí estaban dispuestos a participar y aprender.

Y tenían razón. Yo estaba en ese momento en el que me creía mejor que todo el mundo y hasta llegué a ser grosero con los facilitadores que servían de guías para nosotros. Mi mamá no sabía cómo lidiar con todo eso, no comprendía cómo yo podía ser tan bueno con los estudios y tan grosero con todo el mundo, incluyendo los maestros. Ella hacía lo que podía para tratar de ayudarme, pero si no estás listo para recibir ayuda, la información te entra por una oreja y te sale por otra. Así mismo fue con ese programa: yo pasé por él pero el seminario no llegó a pasar por mí. Sin embargo, habiendo observado todo lo que había atravesado, desde mi gordura a mi anorexia, cuando me fui a Caracas mi mamá me volvió a sugerir el mismo seminario, y esta vez yo sí estaba listo.

Llegué a Caracas sintiéndome el ser más inseguro, desconfiado, triste y solo de la ciudad. Sentía que odiaba al mundo y que el mundo me rechazaba. Mi salud emocional estaba por el piso y estaba más que consciente de que necesitaba algo de ayuda. Por otro lado, el hecho de haber logrado bajar tanto de peso, de haber vencido ese monstruo tan grande, me había llenado de poder y la sensación de que podría vencer cualquier obstáculo en mi camino. Lo que me faltaba era sanar la montaña de inseguridades que habían sobrado del adelgazamiento. Mi gordura emocional todavía requería ser sanada, pero yo estaba más preparado para enfrentar toda esa parte llena de dolor y miedo que había estado evitando todos esos años.

Esos seminarios —hice otro más a las dos semanas de concluir el primero— fueron de las experiencias más maravillosas de mi vida. Llegué con la esperanza de que me ayudarían a volverme más citadino, a recuperar mi confianza y autoestima. Quería aprender a hablar, vestirme y comportarme como una persona segura para al fin pertenecer a un lugar después de tantos años de sentir que nunca iba a pertenecer a nada. Además deseaba por fin transformarme en esa persona saludable y delgada que recién estaba comenzando a descubrir, pero que todavía no conocía bien. Sin embargo, salí de ahí con la mente más abierta que nunca. Pude ver muchas cosas que antes ni había notado. Fue el comienzo del fin de mi gordura emocional, una experiencia por la cual les estaré eternamente agradecido tanto a los de Insight como a mi papá y mi mamá que tuvieron la visión y capacidad de darse cuenta de que eso era lo que necesitaba en ese momento.

Recuerdo que en uno de los ejercicios nos hacían cerrar los ojos y nos preguntaban de quién queríamos un abrazo en nuestra familia. No te puedes imaginar lo que te moviliza una pregunta tan simple cuando estás listo para escucharla. Mi respuesta fue de mi papá. Ahí hice un mini clic en mi alma. Con esa respuesta confirmé una vez más lo que había descubierto con mis psicólogos y terapeutas: que la razón que me llevaba a comer tanto empezó con la necesidad de llamar la atención y buscar la aprobación de mi papá.

Transcurrieron cinco días súper emocionantes e intensos donde todo el mundo lloró, gritó, donde las terapias nos llevaron a abrirnos y compartir nuestros sentimientos más profundos, emociones que ni nosotros mismo sabíamos que habíamos guardado en nuestro interior por tanto tiempo. Nos ayudaron a comprender el porqué de esas emociones. Había ejercicios en los que nos conectábamos con nuestro niño interior, el que a mí me gusta llamar nuestro gordito interior; nos hablaban con un lenguaje especial que en realidad a mí me resultaba familiar. Me recordaba a los casetes de motivadores que me ponía mi papá en el auto cuando me llevaba al colegio. Ahí fue donde aprendí a olvidarme del "no" porque la mente no reconoce esa palabra, donde aprendí lo que era una afirmación, donde logré crear mi primera afirmación y donde escuché hablar por primera vez sobre el tablero de visualización —eso lo exploraremos más a fondo en el siguiente capítulo—.

Toda esa experiencia no solo me brindó un sinfín de herramientas, muchas de las cuales sigo usando hoy en día a mi manera, sino que también me aclaró muchas cosas y me hizo dar cuenta de que había llegado la hora de preguntarme qué era lo que yo quería en mi vida y qué no. Había llegado la hora de crear y seguir mis propias metas personales para ir descubriendo mi propósito en esta vida.

Al terminar el seminario, teníamos las emociones tan a flor de piel que los facilitadores nos pidieron que no tomáramos ninguna decisión ni hiciéramos nada drástico en los siguientes días, hasta que todo se volviera a asentar y dejásemos de sentirnos tan sensibles.

Los tiempos se dieron bien, ya que recién a las dos semanas arranqué con la universidad para estudiar Derecho, lo cual me brindó la oportunidad de absorber todo lo que acababa de aprender. Igual me sentía como varias personas en una: era el que había adelgazado, el que estaba en el proceso de afirmar cosas que todavía no sentía, tenía herramientas pero seguía sintiéndome inseguro, pero se había abierto un canal importante hacia mi interior y en vez de cerrarlo, lo alimenté. En el viaje diario hacia la universidad, pasaba el camino entero en el autobús y el metro repitiendo mi afirmación. Vivía con mi Walkman o Discman para escuchar motivadores en mis ratos libres, como Camilo Cruz, Carlos Fraga y Anthony Robbins, quienes ahora me inspiraban a seguir adelante, me hacían sentir mejor.

Entretanto, siempre continuaba con mi dieta. No comía tan bien, pero sí había aprendido a comer tres veces por día, aunque a veces no cenaba. Gracias a Dios, como en Caracas había más información, por primera vez estuve expuesto a entrenadores y nutricionistas, y eso me llamó mucho la atención. Como ya tenía bajo control las clases de universidad, el transporte y hasta me había hecho amigos, tuve espacio y tranquilidad para enfocarme en el siguiente paso, en mi siguiente deseo, y eso era mejorar la flacidez de mi cuerpo, uno de los restos importantes que me había quedado al adelgazar. Necesitaba remediar esta situación y ahora tenía el espacio mental para enfocarme en eso y lograrlo. Además, en Caracas se me había vuelto aún más evidente, ya que no solo había otro tipo de modas con ropa más ceñida, sino también teníamos la playa cerca, por lo que cada vez que mis amigos me invitaban a ir, yo decía que no para no exponerme de esa manera. Nadie sabía de mi obesidad y no pretendía que se enteraran.

Como ya he descrito anteriormente, aunque había logrado bajar a una talla S y pantalón 28 o 30, seguía con los pechos guindando, tenía muchas estrías y no había desarrollado ninguno de mis músculos. Así que puse manos a la obra y empecé a buscar más información al respecto. Ahora mi meta era tonificar mis músculos, a ver si eso podría solucionar mi problema de flacidez. Por esta razón fui conociendo entrenadores en el gimnasio y también nutricionistas. Recibía todos sus consejos y hacía todo lo que me dijeran, hasta que di con un nutricionista que me dio unos consejos con los cuales empecé a ver una diferencia notable. Eso, combinado con rutinas de ejercicio y diferentes suplementos que me iban recomendando, comenzó a dar resultados visibles. Era como una esponja recibiendo todos los consejos y poniéndolos a prueba con mi cuerpo en el día a día, para ver qué me funcionaba y qué no. Me acuerdo de que iba a la universidad con mi Tupper con huevos duros y cuando lo abría mis compañeros decían: "¡Qué asco, eso huele horrible!", pero esos comentarios ya no me los tomaba tan personales; estaba súper enfocado. Si el entrenador o el nutricionista me decían que tenía que comer a cierta hora eso, lo hacía sin dudarlo. Era súper juicioso. Estaba haciendo todo lo posible para que mi afirmación se hiciera realidad.

Ahora que me estaba sintiendo día a día un poquito más seguro, ahora que estaba trabajando mi cuerpo para mejorarlo, estaba listo para encarar mi verdadera pasión de aquel entonces: la actuación. Ya habían pasado unos cinco o seis meses, había terminado el primer semestre de la universidad y estaba comenzando a averiguar en qué clases de actuación me convenía inscribirme. Por lo que, cuando mi papá me mandó el dinero que correspondía al pago del siguiente semestre de la universidad, no lo dudé ni un instante. En vez de pagar la universidad utilicé esa plata para pagar mis clases de actuación.

Desde ese momento en adelante, mi enfoque cambió totalmente. Ahora iba a mis clases de actuación, llegaba con mis libretos subrayados en vez de mis libros de leyes, y estaba feliz. Fui descubriendo lo que se sentía al seguir tu corazón y hacer algo que te apasiona. La sensación es inigualable. Podía pasar ocho horas en una clase de teatro sin darme cuenta, mientras que en una clase de leyes después de dos horas ya estaba listo para salir corriendo. Con el Derecho me sentía atado por el deber, por la obligación; era lo que debía hacer para complacer a mi papá, mientras que con la actuación me sentía totalmente libre y feliz. La diferencia era abismal, y me alimentaba la fuerza de voluntad para seguir adelante con mi propia meta.

Como es de esperarse, cuando mi papá se enteró de que yo había usado el dinero de la universidad para pagar clases de actuación, hubo una fricción enorme. Me fue a buscar a Caracas, me llevó directo a Maturín, me encerró en un cuarto y me dijo que si no me comportaba no me dejaría salir de ahí. Pero ahora nada me iba a detener. Sabía que mi sueño de ser actor estaba a mi alcance y no había cuarto o regaño que me separaría de mi vocación. No estaba dispuesto a permanecer encerrado en ese lugar asfixiante ni un día más. Eso fue lo que me impulsó a escribirle una carta, ponerla sobre la mesa del cuarto y escaparme por la ventana.

En la carta le explicaba que había decidido volver a Caracas para seguir estudiando actuación. Le recalqué que nadie lo había obligado a hacer lo que había hecho con su vida, que él había decidido realizar su propio destino y yo quería encontrar el mío y que ahora me tocaba a mí buscar mi propio camino, escribir mi propia historia. Así fue que regresé a Caracas, me mudé a casa de mi mejor amigo y mi familia no supo más de mí por los siguientes meses. Yo estaba tan seguro de lo que yo quería hacer, estaba tan cansado de hacer todo para los demás, que cortar el cordón umbilical con mi familia durante esos meses no me causó nada de angustia. Caracas para mí representaba libertad, independencia; cada quien estaba haciendo lo suyo y todo eso me regalaba un gran respiro después de tantos años sintiéndome ahogado en un lugar al que no pertenecería.

Al cumplir mis dieciocho años retiré el dinero que tenía en una cuenta de ahorros y me fui a una fábrica a comprar trajes de baño para vender. Ahora que había cortado comunicación con mi familia, obviamente no estaba recibiendo nada de dinero de ellos, así que necesitaba un ingreso para sobrevivir. Es más, cuando me fui de mi casa en Maturín, junto con la carta, le había dejado a mi papá el celular, la tarjeta de débito y las llaves del apartamento de sus amigos. Necesitaba cortar por lo sano. Me puse a vender los trajes de baño en la universidad y seguí mi camino.

Luego me enteré de que cuando mi familia se encontró con la carta y el cuarto vacío, se angustiaron sobremanera. Estuvieron como locos buscándome por varias semanas, hasta que mi papá se encontró con la mamá de mi mejor amigo y ella le contó que yo estaba viviendo con él en Caracas. Por lo menos sabían que estaba bien.

Meses más tarde, cuando por fin lograron contactarme, fue en son de querer entenderme. Querían saber quién era y por qué había tomado esas decisiones contrarias a sus deseos, como la de seguir mi camino en vez de encargarme de su negocio. Es más, todo eso también hizo que mi papá y mi mamá se inscribieran en el seminario Insight para adultos. Me alegró mucho ese acercamiento que tuvieron y sus ganas de indagar en su propio desarrollo personal.

Varios meses después de prepararme como actor, estudiar teatro y audicionar muchas veces de casting en casting, había conseguido mi primer papel en una telenovela y estaba más enfocado que nunca en mi carrera como actor. Mi filosofía siempre ha sido la de seguir los pasos del mejor, de la persona que uno más admira. Entonces, aplicando esta filosofía, averigüé dónde estudiaban o trabajaban los mejores actores venezolanos y allí fui a hacer mi camino. Estudié actuación con un argentino llamado Carlos Ospino, con Nelson Ortega, y luego logré que me becaran en un canal de televisión en el que me enviaron a un casting y me dieron mi primer papel. En mi segunda novela me dieron un personaje protagónico y a partir de ahí despegó mi carrera. No lo podía creer, ¡mis sueños se estaban haciendo realidad!

Otra meta lograda, una gran satisfacción. Pero como con toda meta lograda, siempre viene una nueva a tomar su lugar. Ahora la presión no era simplemente estar saludable y delgado, sino tener el cuerpo de actor de televisión que yo siempre había visto y admirado de niño cuando hojeaba las revistas en mi casa. Había llegado la hora de convertirme en ese galán que tanto vemos en las telenovelas.

Fiel a mi filosofía, averigüé con quién entrenaban los actores con los físicos que más admiraba y cuando descubrí quién era, lo contraté para que me ayudara. Me dio vuelta la cabeza en cuanto al fisicoculturismo. Me recomendó libros buenísimos y me guió para que empezara a ver la comida como alimento, como la gasolina que necesita el cuerpo para funcionar. Aprendí cómo sacarle el jugo al ejercicio cardiovascular y, tan estudioso como siempre, me sumergí en todos los libros que me recomendó y me enamoré del tema. Me sorprendió y fascinó descubrir cómo funciona la alimentación en el cuerpo, qué hace el cuerpo con la comida, dónde almacena la grasa y cómo lo afectan los diferentes tipos de comidas. Se me estaba abriendo un mundo que en ese entonces jamás me imaginé lo importante que sería en mi carrera y mi propósito de vida.

Entrené de manera enfocada por muchos meses, siguiendo la dieta, la rutina de ejercicios, todo, y al cabo de un tiempito tomé la última decisión que necesitaba para perfeccionar mi físico: Me hice la ginecomastia. Es decir, me sometí a una cirugía en la que por fin me sacaron toda la grasa extra de los pechos que me habían quedado guindando al adelgazar, y me cortaron la piel sobrante. Había pasado los últimos cuatro años de flaco usando suéteres para cubrir toda esa flacidez y esos pechos que me resultaban tan ajenos a lo que yo me imaginaba sería mi cuerpo delgado. Poder al fin mirar mi cuerpo y no ver todo ese exceso de piel fue otro sueño hecho realidad y otra gran liberación.

A partir de ahí, comencé a desarrollar mucho más los músculos de mi cuerpo, de los brazos, el pecho, las piernas, los abdominales. Todavía me era difícil comprender que un cuerpo que había sido tan obeso ahora estaba logrando tener músculos y abdominales. Todavía me sorprendía al ver este cuerpo definido; era mío, pero todavía no lo podía creer.

Al conseguir el cuerpo tonificado de mis sueños, me animé a hacer una sesión de fotos, pero al verlas, sentía que me faltaba mucho más trabajo por delante. Estaba más marcado que nunca, con unos músculos impresionantes, pero mi ojo seguía dirigiéndose a lugares como mi ombligo, mis estrías, mi celulitis escondida, las manchas de mi piel. Pensaba: *Mira mi ombligo triste, mira el exceso de grasa allí, mira la estría ahí, mira las marcas en los brazos.* No podía ver lo bien que estaba; seguí buscando los defectos, las imperfecciones, y me enfocaba en eso.

Seguía viviendo en el pasado. Seguía sintiendo que tenía que mejorar más y más y más. Y aun estando súper duro, lleno de músculos, seguía sin caminar por la calle sin mi suéter. Lo seguía llevando para todas partes. Es que mi físico estaba mucho más desarrollado que mi mente y mis emociones. Me había dedicado a mi cuerpo, había adelgazado, poco a poco había empezado a deshacerme de la flacidez que me había incomodado desde quitarme las libras de más, me había logrado hacer la cirugía para corregir los pechos guindando, pero todavía no había lidiado en serio con mis emociones. Había indagado un poco al llegar a Caracas, había abierto un canal hacia mi interior, pero después me distraje con todo lo demás. Todavía me quedaban muchas huellas de esa gordura emocional pendiente. Ya llegaría mi momento. Mientras tanto, seguí adelante aplicando lo que sí había descubierto que me servía muchísimo: mis metas, mis afirmaciones y mi fuerza de voluntad.

AJUSTA LAS AFIRMACIONES A CADA ETAPA DE TU VIDA

Desde aquella primera afirmación que creé en Caracas, nunca más dejé de hacerlas, ya que las afirmaciones las puedes ir cambiando y moldeando a tu evolución como ser humano. Una vez que cumplas con la afirmación del momento, revísala y cámbiala de acuerdo a lo siguiente que quieres mejorar o conseguir en tu vida. Yo las cambio cuando siento que hay algo que estoy diciendo en esa afirmación que en realidad ya superé. Por ejemplo, mis afirmaciones de hoy ya no especifican nada sobre mi peso, porque es algo que realmente siento que domino. También las cambio cuando me siento demasiado cómodo con la afirmación, al punto que me da hasta pereza decirla y ya no me conecto de la misma manera, porque ya no está surtiendo el mismo efecto. Entonces me detengo y trato de reenfocarme. Pienso en las metas que tengo para los siguientes meses, pienso en lo que quiero y para dónde quiero ir. Me pregunto qué es lo que me está impidiendo llegar a ese destino, en qué puedo estar fallando. ¿Qué es lo que no quiero de mí en este momento? ¿Qué es lo que quiero mejorar ahora? Y de acuerdo a mis respuestas, ajusto mi afirmación.

Crecí con mi papá diciendo que la gente rica no eran buenas personas y que para ganar dinero había que sufrir, por ende no era algo grato, no era algo a lo que debíamos aspirar. Si algo le pasaba a una persona con mucha lana, escuchaba a mi papá decir: "Claro, pero eso es porque tiene dinero" o "Ese problema se lo ha dado el dinero". Entonces, sin querer, fui aprendiendo que era mejor ser miserable y sudar para ganarse cada centavo porque de lo contrario eras mala gente. Y me quedó conmigo ese pensamiento, como una afirmación negativa. Hasta que un día, ya de adulto, fui a un seminario basado en el libro de T. Harv Eker, *Los secretos de la mente millonaria*, y me di cuenta de algo clave.

Empecé a analizar mi vida y tuve que reconocer que había logrado una vida exitosa, una vida fructífera, próspera, rica. He tenido experiencias ganadoras que difieren de las de mi papá, y no hay nada de malo en eso. Yo no tengo que repetir su vida y sus experiencias, tengo que hacer las mías propias. Ese seminario me permitió finalmente pensar que sí era posible tener cien mil dólares en una cuenta de banco, que sí es posible hablar de miles de dólares en vez de cientos, que no está mal querer ganar millones de dólares, que eso no me va a hacer mala persona, que mientras más tenga, más posibilidades tengo de ayudar, motivar e inspirar al prójimo. El hecho de aspirar a estar bien económicamente no significa que no siga siendo una persona humilde con los mismos valores y principios de siempre. Es más, si sigues igual de mal que todos, no puedes ayudar a otros porque tienes que concentrarte en ayudarte a ti mismo; entonces, mientras más tenga, más puedo servir a los demás.

Esta experiencia me ayudó a evolucionar y reacondicionar mi mente, mis metas y mis afirmaciones de acuerdo a este cambio en mí. Finalmente me di cuenta de que esa creencia de que uno puede ser feliz o rico pero no ambas cosas con la cual yo cargaba, en realidad era de mi papá, no era mía. Esa creencia no era válida en mi vida. Me di cuenta de que se puede ser ambas cosas, que querer ganar una buena suma no nos hace infelices ni malos. Todo eso me ayudó a comprender aún mejor cómo las creencias y las metas realmente tienen que ser parte del camino personal y único de cada uno de nosotros. Y eso dio paso a mi nueva afirmación, la que estoy repitiendo ahora mientras escribo este libro: "Soy un hombre agradecido, saludable, feliz, seguro, exitoso y billonario".

Elegí "**agradecido**", porque la mayor parte de las veces nos la pasamos pensando en lo que queríamos en el pasado o lo que queremos en el futuro y no valoramos el regalo del ahora. Quiero afirmar mi agradecimiento por cada experiencia que estoy viviendo, cada segundo, cada oportunidad, cada respiración.

Digo "**saludable**" porque tuve unos problemas con mi rodilla y quiero tener salud en mi vida para poder seguir transformando millones de vidas alrededor del mundo. Además, quiero que mi cuerpo esté en perfecto estado de salud y en armonía con el universo infinito creado por Dios.

La palabra "**feliz**" la incluí porque es una emoción que valoro enormemente y siempre quiero tenerla presente en mi vida. Quiero sonreír más, quiero verle siempre el lado lleno del vaso.

Siempre estoy trabajando en mi autoconfianza, por eso la palabra "**seguro**". Quiero tener certeza de mis decisiones y de mis actos, quiero que esas inseguridades que aún tengo y siento día a día se vayan llenando de fuerza y valentía dándome poder para tomar las mejores decisiones.

En cuanto a "**exitoso**", quiero seguir dándole la bienvenida al éxito, verlo como algo positivo, y deshacerme de la creencia de que después de un gran éxito viene una caída, porque no es así. No debemos tenerle miedo al éxito. Es algo positivo en nuestras vidas, merecemos lograrlo y disfrutarlo.

Y ser "**billonario**", pues, es una de mis metas a largo plazo. Quiero pensar en grande, por eso no digo millonario sino billonario, porque quiero alcanzar a ganar billones de dólares con mi compañía para así poder ayudar a billones de personas a transformar su vida por dentro y por fuera en el mundo. Todavía a veces dudo y me cuesta creerlo, por eso lo agregué a mi afirmación. Por otro lado, para que recuerdes cuán específica debe ser una afirmación, si relees la mía, notarás que puse "Soy un hombre", usé la palabra "hombre" porque quiero reafirmar que soy un adulto, que ya no soy un niño. Si yo quiero ser billonario, no puedo actuar como un niño; debo comportarme, sentirme y valorarme como un adulto. Mi afirmación está totalmente enfocada en un resultado que estoy buscando en este momento. Probablemente para cuando tengas este libro en manos, la haya modificado de acuerdo a lo que ha pasado en mi vida en el ínterin.

> *La felicidad es algo diferente para cada uno de nosotros. Tenemos que buscar nuestro propio camino.*

La clave de todo esto es recordar que la felicidad es algo diferente para cada uno de nosotros. Tenemos que buscar nuestro propio camino. No podemos dejar que nos domine lo que nos dice nuestra familia, nuestra sociedad, los demás. Tenemos que sincerarnos con nosotros mismos y buscar el camino que nos hará feliz a nosotros. Por eso mismo, tus afirmaciones tienen que ser tuyas y de nadie más. No puedes hacer metas ni afirmaciones para complacer a los demás, porque cuando se cumplan, no te van a satisfacer.

A mí las afirmaciones realmente me han ayudado muchísimo y creo que son parte fundamental de mi transformación personal. Me mantienen alineado, enfocado, me tienen siempre viendo hacia delante, sin caer víctima del pasado y, además, me ayudan a defender y definir mi tablero de visualización, lo que en inglés se llama *vision board*, algo que exploraremos en el siguiente capítulo sobre la visualización.

Claramente, todo este proceso de afirmaciones tiene que llevar a la acción. Tienes que asegurarte de apoyar tus palabras con las decisiones adecuadas, porque de nada te va a servir decir, "Soy delgado", si sales y te comes ocho hamburguesas. Tienes que ser coherente con lo que dices, con lo que piensas, con lo que sientes y con lo que haces.

Espero que poco a poco te empieces a dar cuenta de lo interconectados que están estos 7 pasos que estamos explorando en la segunda parte de este libro. Es esencial que lo sepas porque cada uno juega un papel único en tu transformación, en tu sanación, en tu bienestar. Y por eso mismo, las afirmaciones van de la mano del siguiente paso que exploraremos: la visualización. Estoy feliz de tenerte aquí, acompañándome en esta aventura maravillosa para sanar tu alma. No te des por vencido, ¡estás haciendo un gran trabajo personal que te servirá de por vida!

Consejos esenciales para transformar tu vida
- Crea una afirmación para adelgazar tus emociones y sanar tu alma.
- Deshazte de los pensamientos negativos y transfórmalos en energía positiva.
- Al cumplir tu afirmación, crea una nueva de acuerdo a lo siguiente que quieras mejorar o lograr en tu vida.

¡Ponlo en práctica!

CREA TU PROPIA AFIRMACIÓN

1. Si has prestado atención a las páginas anteriores
   y has seguido las sugerencias, ya entonces debes
   tener las tres a cinco palabras listas para crear
   tu afirmación. Recuerda empezarla con "Yo soy"
   o "Yo estoy" y mantenerla en el presente. Sé
   realista y alinéala con tus metas, así todo trabaja
   en conjunto para ayudarte a cumplir tus sueños.
   Aquí te dejo un ejemplo para inspirarte:
   > *Yo soy un hombre sano, feliz y exitoso logrando
   > mis metas pacientemente.*
   > *Yo estoy saludable y feliz, sanando mi alma y
   > amando a mi prójimo.*

2. Una vez que tengas tu afirmación, escríbela en un
   papel o una cartulina, con muchos colores, de-
   cora la oración con amor, porque con esa oración
   estás dibujando y creando un nuevo tú, estás
   definiendo a la nueva persona que quieres ser.

3. Ahora pon la afirmación escrita en algún lugar
   donde la veas fácilmente todos los días —en el
   baño, en la puerta de tu refrigerador, frente a tu
   cama— porque la idea es que la repitas treinta
   y tres veces por día, durante treinta y tres días.
   Para poder volverlo un hábito, lo ideal es que lo
   hagas a la mañana al despertarte o a la noche
   antes de irte a dormir, pero si prefieres hacerlo
   en el auto cuando manejas al trabajo o en el
   transporte público de tu elección o mientras
   caminas, también está bien. Haz lo que te venga
   mejor a ti para no olvidarte de repetirla.

4. Cuando repitas tu afirmación, di las palabras con entusiasmo, convicción, fe, con una sonrisa. Cántala, suéñala, visualízala, siéntela en lo más profundo de tu alma. Y si quieres interiorizarla aún más rápido, repítela frente a un espejo, mirándote directo a los ojos. Al hacer esto, creas una conexión directa con tu gordito interior, con tu alma, con tu corazón. Decir estas palabras con una sonrisa mirándote a los ojos en el espejo hace que tu mente y tu alma vean que esta nueva persona, al decir estas palabras positivas, sonríe. Y eso reafirma que tu futuro "yo" al que aspiras es alguien que te llenará de alegría la vida.

Bery Palomo

Mi nombre es Bery Palomo, tengo treinta y tres años, soy Hondureña y vivo en el estado de Virginia.

Trabajaba como asistente medico hasta que me realicé como madre, y con la llegada de mis hijos, decidí quedarme en casa a disfrutar de verlos crecer y de prepararles deliciosos platillos.

Me encanta cocinar mi comida Hondureña. Plátanos, pescado frito, pupusas y baleadas hacían parte de mi plan de comida diaria, y por supuesto no me podía contener y exageraba mis porciones y el consumo de harinas y grasa.

Así fui subiendo de peso hasta que llegué a pesar 200 libras. No tenía energía para jugar con mis hijos; me sentía agotada todo el tiempo.

Me di cuenta que no había como parar mi obesidad cuando ya no cabía en los pantalones que para mí ya eran enormes y ahora que me estaba probando unos nuevos me enteraba que ya era una horrible talla 15 y en blusas extra large.

Una de mis mejores amigas pasaba por lo mismo que yo. Desesperadas por bajar de peso, intentamos cada una hacer dieta por separado.

Yo comía solo lechuga; otros días dejaba de comer y tomaba jugos y tés, pero nada me ayudaba a sacar esos horribles rollos de grasa de mi cuerpo. Todas las dietas que intenté me habían decepcionado. No bajaba o ganaba las libras que había perdido rápidamente.

Sin embargo, a mi amiga todo le funcionaba. ¡Bajaba de peso y seguía comiendo sus comidas latinas! ¡Finalmente compartió su secreto conmigo, su nuevo estilo de vida era… Yes You Can!

De inmediato yo comencé mi proceso y era cierto podía preparar y disfrutar mis comidas latinas y bajar de peso de una manera saludable.

Hoy he bajado 60 libras, y me siento linda, sana y prospera. ¡Hoy he logrado el balance en mi vida con la nutrición, salud emocional, movimiento y el éxito que cambio mi vida y este se llama… Yes You Can!

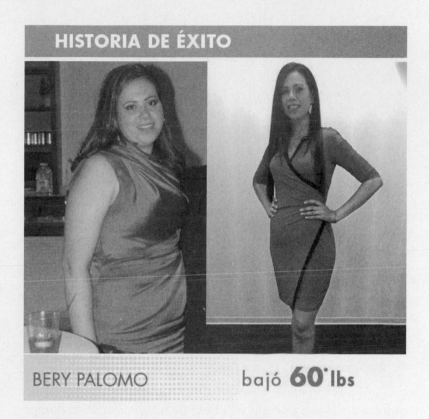

HISTORIA DE ÉXITO

BERY PALOMO   bajó **60*lbs**

CONSEJO DE BERY: *La perseverancia es la clave para lograr tus metas. No desistir y saber que cada día que pasa estarás más cerca de tu transformación es tu motor para seguir. Yo amo cocinar y aprender a hacerlo de una manera saludable gracias a la guía de nutrición de mi Kit de Transformación Food Lover fue una gran ayuda. ¡Solo me queda por decirte… Yes You Can!*

*Los resultados no están garantizados y cambiarán según la dieta, el ejercicio, el metabolismo y la composición genética.

OCHO

Paso 5: Visualiza la vida de tus sueños

EL PODER DE las palabras es mágico, y también lo es el poder de la imaginación, de la mente, es decir, de la visualización. Las visualizaciones son lo que nos imaginamos que algún día podríamos lograr. Comienzan con las imágenes en nuestra mente que nos hacen soñar en grande. Es lo que hacíamos cuando éramos niños. ¿Acaso no tenemos todos algún cuento de cuando éramos niños y soñábamos con lo que seríamos de adultos? Algunos queríamos ser actores, otros astronautas o bomberos o científicos o cantantes. Las posibilidades eran infinitas.

Esa es la belleza de la niñez. Cuando somos niños no tenemos tantos miedos; creemos que todo es posible y eso hace que no nos autolimitemos a la hora de imaginar todo lo que podríamos lograr en el futuro. Eso es lo que quiero para ti. Quiero que aprendas a romper esas barreras que nos imponemos de adultos y te permitas soñar a lo grande. Deja volar tu imaginación.

La imaginación es la capacidad de crear una idea, una imagen mental o una sensación de algo. La visualización acerca ese sueño a una realidad. La visualización utiliza nuestra imaginación para crear una representación clara de algo que deseamos que se manifieste; nos ayuda a transformar nuestros sueños en realidad.

Imagínate lo que crees sería el día de una persona saludable, sin la compulsión de la comida, sin recurrir a un bocado cuando las emociones tóxicas se apoderan de ella. ¿Cómo verías a esa persona? Ahora reemplaza la imagen de esa persona con tu imagen y *visualiza* lo mismo. ¿Te ves claramente?

- Visualízate feliz, libre, enfocado en tus metas, cumpliendo tus sueños.
- Visualízate haciendo lo que más deseas con todo tu corazón.
- Visualízate sin miedo.
- Visualízate como un triunfador.
- Visualízate próspero y libre financieramente.
- Visualízate en el momento en que ya has logrado tus metas del año.

¿Cómo te hace sentir? Escríbelo. Quiero que recuerdes esta sensación de alegría, libertad, satisfacción, plenitud, porque eso es lo que debes sentir en cada una de tus visualizaciones.

LA LEY DE LA ATRACCIÓN Y LA VISUALIZACIÓN VAN DE LA MANO

Nosotros tenemos el poder de crear y atraer a nuestras vidas exactamente lo que nosotros pensamos, sentimos, imaginamos, decimos, escribimos o visualizamos. Por ejemplo, muchos deportistas ganadores en las olimpiadas se inspiran y practican no solo físicamente, sino también imaginando día a día la ejecución perfecta de sus movimientos así como su triunfo. Cierran los ojos y visualizan el momento de tal manera que sienten la medalla sobre su cuello y escuchan los aplausos del público en el estadio. De esta manera, visualizan la realidad que ellos desean y los conecta a nivel visual con sus metas, como para poder palparlas, para sentir que están más cerca y alcanzables de lo que alguna vez creían.

Todo esto está directamente relacionado a la famosa Ley de Atracción, la cual establece que todas nuestras creencias y nuestros pensamientos influyen en lo que atraemos a nuestras vidas. Si tú te pasas el día pensando en lo negativo, enfocándote en todo lo que no tienes, en todo lo malo que te ocurre, en lo triste que estás, en todo lo que te frustra, sólo estás atrayendo aún más de toda esa negatividad, frustración y tristeza a tu vida. ¡Pero lo puedes cambiar! Si en vez de enfocarte en todo lo negativo de tu día a día, empiezas a prestarle atención a todo lo bueno que te pasa, cada vez vas a atraer más y más momentos, cosas y personas positivas a tu vida.

Puedo escucharte pensando: "Ay, pero Chabán, hay días en que todo me sale mal y nada me sale bien. ¿Cómo hago para enfocarme en lo bueno si no lo hay?". Estoy seguro de que algo bueno siempre experimentamos en el transcurso de un día. Sin embargo, muchas veces estamos tan cegados por lo malo, que no lo podemos ver. Pero, okey, digamos que justo has tenido uno de esos días en donde cuando llueve, truena. Si realmente no puedes pensar en absolutamente nada bueno que te haya pasado, entonces te pido que esa noche, antes de irte a dormir, apartes unos minutos para expresar tu gratitud (cosa que deberíamos hacer todos los días, sin importar si fue un día bueno o malo). Agradécele a Dios y al universo por estar vivo, agradécele que estás sano, agradécele que tus ojos te permiten ver, agradécele que tus piernas y pies te permiten caminar, agradécele la cama en la que estás por dormirte, agradécele todo lo que te ha dado, por tu mascota, por tus hijos, por estar en este país, por tu trabajito, todo lo que tienes.

> *Las piedras en el camino que sientes*
> *que te pone el mundo, en realidad*
> *te las estás poniendo tú.*

Al hacer esto, estarás llenando tu alma de una energía positiva y, ¿sabes qué? ¡Eso será algo bueno que te estará pasando en ese día gris! Está todo en tus manos. Las piedras en el camino que sientes que te pone el mundo, en realidad te las estás poniendo tú. Todo comienza contigo. Una vez que logres desenredarte y empieces a ver los detalles positivos y buenos de tu vida, verás como poco a poco se irán multiplicando y eso atraerá capítulos nuevos en tu vida que llegarán con más abundancia y plenitud y bienestar.

Pensar en positivo y ser agradecido son dos herramientas clave que te ayudarán a encontrar tu felicidad, y van directamente de la mano de las afirmaciones y visualizaciones, las que te ayudarán a la hora de elegir entre los dos caminos que te presenta la vida: el camino positivo o el camino negativo. Anda, anímate, ¡vete por el camino positivo! Tú lo mereces.

VISUALIZA LA MEJOR VERSIÓN DE TI MISMO

Tú no tienes idea de lo que a mí me ayudó la visualización cuando estaba bajando de peso. Cerraba los ojos y me veía, me oía y me sentía nadando en la playa sin camiseta. Recortaba los cuerpos esbeltos que tanto admiraba de las revistas y pegaba esas imágenes junto a carteles con frases alentadoras y positivas alrededor de mi casa, en la nevera, en mi habitación, todo para que me pudiera imaginar ya con mi meta lograda, ya con el pantalón de talla 30, el cuerpo delgado y una sonrisa en mi cara.

Visualízate como te quieres ver. ¿Cómo visualizas tu imagen delgada? ¿Qué haces, cómo te levantas, qué sientes, qué te pones, dónde vas, qué dices, cómo actúas? Nuestro cerebro funciona por imágenes. Reaccionamos en el día a día de acuerdo a diferentes recuerdos que nos vienen a la mente o tenemos en el subconsciente en relación a lo que nos pasa hoy. Para modificar esas reacciones ligadas a esos recuerdos, debemos introducir nuevas imágenes en nuestra mente. Piensa en los niños, cuando se les enseña a hablar y a escribir. Siempre se hace con la ayuda de imágenes. Por ejemplo, si estamos tratando de enseñarle a un niño la palabra "sol", se le muestra una foto del sol con la palabra "sol" escrita debajo de la imagen y, a su vez, se le dice y repite "sol" una y otra vez para que pueda relacionar ese sonido, esas sílabas, con esa imagen. Sin la imagen, el niño no sabría identificar el sol. Así de importante son las imágenes en nuestras vidas.

Entonces, si lo llevamos a lo que estamos explorando ahora, la afirmación sobre la cual has aprendido en el capítulo anterior sería equivalente a la palabra "sol" escrita, y al sonido cuando la dices en voz alta. Y la visualización es la imagen que los acompaña, lo que nos ayuda a ver cómo lucen nuestras palabras, nuestras metas, nuestros sueños.

EL TABLERO DE VISUALIZACIÓN

Uno de los pasos clave de la visualización es crear tu propio tablero de visualización. Este es el lugar en el que podemos expresar a través de imágenes y colores todo lo que queremos lograr en nuestras vidas en un año. Es básicamente tu visualización en una gran cartulina. La idea principal es colocar imágenes impresas que representen tus metas. Es un diseño visual de cómo deseamos que sea nuestro nuevo año de vida, una representación gráfica de todo lo que deseamos lograr, y es una excelente manera de poner en uso la Ley de Atracción.

Cuando te sientes a crear tu tablero de visualización, al igual que con las metas y afirmaciones, asegúrate de ser específico y claro. Cada detalle de la imagen que vayas a usar en tu tablero es importante. Tengo una amiga que puso en su tablero de visualización lo que ella creía era el hombre de sus sueños. Tenía todas las características que buscaba, hasta el color de su pelo y ojos, cómo se vestía, todo, o al menos eso creía. Con el pasar del tiempo, un buen día, cuando menos se lo esperaba, conoció a un hombre que le quitó el aliento, ¡porque era igual a lo que había visualizado al poner esa imagen en su tablero meses atrás! No podía con su felicidad.

Sin embargo, a medida que lo fue conociendo más y más,

surgió un problema inesperado. El tipo tomaba demasiado, era alcohólico. Ese sueño, que creía que se le había hecho realidad, se derrumbó de un solo golpe. Eso definitivamente no era algo que ella quería en su relación, por ende finalmente decidió terminarla. Quedó triste y se le ocurrió revisar su tablero. De pronto, al mirar detenidamente la foto del tipo que representaba el hombre de sus sueños, quedó boquiabierta. ¡El tipo de la foto tenía un trago en la mano! Ella no se había dado cuenta de eso, no le había prestado atención, pero eso fue exactamente lo que se le materializó. Por eso es tan importante que seamos específicos y cuidadosos con las imágenes que elegimos para nuestro tablero, porque el universo nos va a mandar *exactamente* lo que nosotros le pidamos.

De igual manera, también tienes que ser realista... no le puedes pedir peras al olmo, así que no gastes tu tiempo y energía en eso. Y otro detalle, que no es menor, es que tienes que usar imágenes a color, nada de blanco y negro. Un año, una amiga decidió usar imágenes en blanco y negro para su tablero de visualización. Le quedó bien bonito, pero nada de lo que puso en ese tablero se le dio dentro de aquel año. Lo que ella no sabía era que la forma en que tu mente procesa las imágenes en blanco y negro es que las hace desaparecer. Tanto así que los expertos de programación neurolingüística dicen que cuando quieres lidiar con alguien que te trata o te cae mal, si lo imaginas en blanco y negro, desaparece de tu mente, y de esa manera no te afecta las emociones. Además, todo lo que sea en color se ve más vivo y real. Al fin y al cabo, a la vida la vemos y la vivimos a color, y así también es cómo debemos visualizarla.

Siguiendo estos consejos esenciales puedes armar tu tablero de visualización como te dé la gana. Puedes ponerle calcomanías, fotos recortadas de revistas, puedes escribir frases, puedes dibujar, puedes pintar. A mí me gusta usar fotos mías, recortes de revistas e imágenes que encuentro en Google. A veces uso Photoshop y me pongo dentro de la imagen de lo que deseo, desde una familia a un día entrevistar a Oprah Winfrey, agrego el logo de Yes You Can! a imágenes de los eventos, programas, países a los que algún día llegará, diseño las tapas de mis futuros libros y les escribo "#1 *New York Times* Bestseller" y mucho más.

La idea es abarcar todas las áreas de tu vida, tanto en lo profesional como en lo personal. En uno de los tableros que hice cuando estaba adelgazando, puse una foto de una persona delgada. No era un modelo, simplemente era alguien más delgado que yo en ese momento. Cuando logré bajar a ese peso que había visualizado, edité mi tablero de visualización para reflejar mi próxima meta en esta área de mi vida, un hombre con músculos un poquito más definidos. Luego la edité de nuevo para agregar uno con músculos más visibles, después otro con los abdominales marcados. Fue evolucionando con el pasar del tiempo de acuerdo al camino que iba tomando mi vida. Es una manera de comenzar a creer que esa imagen es realmente una posibilidad en tu vida.

Al igual que con las metas y las afirmaciones, el tablero de visualización también lo tienes que ir renovando de acuerdo a lo que vaya pasando en tu vida. A mí me gusta hacer el mío en mi cumpleaños. Otro buen momento para hacerlo es al empezar un año nuevo. Cuando lo haces está en ti. Pero no dudes en revisarlo en el transcurso del año de acuerdo a lo que vayas viviendo. Por ejemplo, si estás en una relación y de pronto esta termina, es aconsejable editar esta parte de tu mapa del tesoro de acuerdo a esta nueva circunstancia. A mí me ha pasado y, en ese caso, quité las fotos en pareja que tenía visualizando viajes juntos y las reemplacé con mi nueva circunstancia, sea encontrar alguien nuevo o trabajar en mí mismo por un tiempo. La vida es un cambio constante y nuestras metas, afirmaciones y visualizaciones deben reflejar eso. En cuanto a mi historia, todavía me quedaba por enfrentar algunas de las pruebas y cambios más difíciles de mi vida, pero sin estas no sería quien soy hoy en día.

> *La vida es un cambio constante y*
> *nuestras metas, afirmaciones y visualizaciones*
> *deben reflejar eso.*

DE MI IMAGINACIÓN A LA REALIDAD

Cuando era un niño, viviendo en una pequeña ciudad, me gustaba mirar al cielo nocturno e imaginarme cómo se veía en otras partes del mundo. Tenía curiosidad, deseaba vivir experiencias nuevas y diferentes en otras partes. También soñaba con ser actor profesional y me encantaba imaginar que algún día podría llegar a estar en la portada de *People en Español*. No me parecía algo posible, me resultaba algo súper lejano, sin embargo, se me venía a la mente seguido y luego me daba hasta risa, y me decía: *¡Guau! ¿Tú te imaginas?*

Para finales del año 2000 ya había cumplido el sueño de ser actor profesional y se me estaba cumpliendo otro: el de vivir afuera. El canal en el cual trabajaba como actor había decidido mudarme a Miami para que actuara en las telenovelas grabadas allí. Ese niño en Maturín con grandes sueños jamás se hubiera imaginado que años más tarde estaría llegando al lugar que con el tiempo se convertiría en su nuevo hogar.

Mudarme de Maturín a Caracas para mí fue un sueño hecho realidad. Finalmente había tenido acceso a más información y pude con eso lograr muchas de mis metas, pero llegar a Miami fue como entrar a otro nivel. De pronto me encontré en un lugar donde la competencia abundaba y los cuerpos esbeltos y marcados de las personas que me rodeaban en el trabajo eran los mejores que había visto en mi vida. Pero, mientras admiraba toda esta novedad, me pasó lo que nos ocurre a muchos de nosotros cuando llegamos a este país, subí un poco de peso. En realidad no era tanto, pero me sentía muy hinchado. Para alguien que fue obeso, eso fue una alerta roja mayor. No entendía lo que me estaba pasando. No había cambiado mi forma de comer, pero los ingredientes eran diferentes y claramente estaban afectando a mi cuerpo. Cuando llamé a mi entrenador en Caracas, me dijo que seguramente mi cuerpo estaba reteniendo más líquidos y me recomendó que comprara todo orgánico. Buenísimo, pero yo no estaba ganando como para poder gastar aún más en el mercado. No había aceptado mudarme por el dinero que me ofrecían, sino por la experiencia de trabajo y la gran oportunidad de venirme a vivir a Estados Unidos.

Pasé unos cuatro meses inflado e inquieto, ya que desde que había adelgazado siempre había vivido en pánico de volver a engordar. Tenía terror de tener que volver a comprar pantalones talla 38 y camisas XL. No sabía bien qué hacer. Pensando que la dieta que me había servido tan bien en Venezuela ya no me estaba funcionando, busqué otras alternativas locales. Fue una etapa en la que probé todas las dietas de moda habidas y por haber en Miami, desde el South Beach Diet y Jenny Craig, hasta Weight Watchers. Desesperado, buscaba algún método que me ayudara a deshincharme de una vez por todas, pero no pude conectarme con ninguno de esos programas. Nunca he entendido cómo hay personas que pueden comer esas cosas preempacadas. Para la tercera comida congelada tiré la toalla. Ese *brownie* de mentira me sabía horrible, y los puntos de Weight Watchers nunca los terminé de comprender, me parecían lo más complicado del mundo. En el corre corre de todos los días, necesitaba algo más fácil de seguir. Finalmente decidí volver a mi dieta de Venezuela y seguirla al pie de la letra comiendo de una manera súper estricta, súper limpio, sin salirme nunca, no solo por mí sino por mi trabajo y logré encontrar el equilibrio.

Durante los siguientes tres años que viví en Miami, no solo trabajé en diferentes novelas, sino que también me recibí de abogado. Aunque ya había dejado de estudiar hacía unos años y me estaba yendo bien como actor profesional, mi papá se seguía quejando de la situación. Me decía que había invertido tanto en mí para que al final no me recibiera de nada. Tanto me lo dijo que un buen día le respondí: "Tranquilo, papá, yo te voy a dar el diploma". Me reinscribí en la universidad y terminé la carrera tomando los cursos que me faltaban para graduarme por Internet. Así fue que en 2003 me recibí de abogado. No fui a mi graduación porque en realidad era algo que había hecho por mi papá, no por mí. Pero le regalé ese momento. Le di el título, él lo colgó en su oficina —feliz— y yo seguí adelante por el camino que había escogido yo, el que me hacía feliz.

Para cuando arrancó el año 2004, me habían elegido para una nueva novela, pero esta se filmaría en Dallas, Texas, y con eso vino otro cambio de domicilio en mi vida y una nueva ola de angustia causada por mi gordura emocional, aquello que había comenzado a trabajar, pero que todavía seguía instalado en mi alma. Como había subido unas libras al llegar a Miami, al mudarme a Dallas al principio vivía con un infierno mental pensando que cualquier cosa que comiera me iba a engordar. Sin embargo, eso no me frenaba. A veces me salía de la dieta, y eso me atormentaba. Siempre sentía una culpa terrible, por lo que ni siquiera llegaba a disfrutar de comer aquello que estaba fuera de mi dieta. Por ejemplo, me comía un helado y, al tirar el vasito a la basura, comenzaba mi remordimiento: *Pero ¿por qué me lo comí? Ya me jodí. Mira mi celulitis...* Mi propia mente era mi peor enemiga. Empezaba la semana siguiente más estricto que nunca, haciendo más ejercicios cardiovascular de lo normal, cuidando cada bocado que me metía a la boca, pero con la llegada del siguiente domingo me descarrilaba otra vez, y de nuevo me atragantaba con todo tipo de comida seguido por todo tipo de pensamientos negativos sobre lo que acababa de hacer. Era un ciclo agotador.

Aunque mis emociones y mi mente me atormentaban por cada desliz que cometía, en realidad estaba súper en forma. El papel que estaba interpretando en la novela en Dallas era de un boxeador, por lo que me metí de cabeza en el mundo del fisicoculturismo y aprendí más que nunca del tema. Tanto así que me preparaba mis propias comidas basado en la investigación que había hecho para saber cuáles mejorarían mi físico y cuáles no y la verdad que logré estar súper duro y en forma con unos abdominales bien marcados. Y eso era lo que debía hacer, porque ese era mi trabajo.

Por otro lado, esa mudanza a Dallas me ayudó a darme cuenta de que yo realmente no sabía hablar inglés bien. En Miami uno habla tanto español que no necesita tanto el inglés, entonces lo poco que hablaba me hacía sentir que era todo un local. Pero al llegar a Texas esa falta quedó en total evidencia. Ahí nació una nueva meta en mi vida: aprender a hablar inglés en serio.

Por medio de una recomendación de una colega en Dallas, decidí que al terminar la grabación de esta telenovela me mudaría a Los Ángeles. Ella me había sugerido que allá no solo iba a poder aprender inglés, sino que, al saber mejor el idioma, también podría ir a audiciones para trabajos en canales de televisión de Estados Unidos… en inglés. Guau, ¡qué oportunidad! ¡Estaría en Hollywood! Pensé, *Si Antonio Banderas pudo, ¿por qué yo no?* Y con eso, terminé la novela y en vez de renovar mi contrato hice mis maletas y me dirigí hacia mis siguientes metas.

Estudié inglés un año entero y luego, al sentirme más seguro con el idioma, comencé a ir a audiciones en inglés. De cada treinta a cuarenta audiciones, recibía sólo un *call back*, es decir, un llamado en el que mostraban interés de verme otra vez. Uy, todos los "no" que recibía pesaban cien veces más que cuando me llamaban mostrando algo de interés en verme otra vez. Pero eso no me detuvo y con el tiempo, el esfuerzo y la pasión y la perseverancia, comenzaron a salir trabajitos chéveres en series de televisión, hasta que me eligieron para un papel en una serie en inglés de HBO llamada *Twelve Miles of Bad Road*, que se grabaría en Texas y en la que trabajaría a la par de actores americanos como la gran Lily Tomlin. No lo dudé ni un instante. Además de ser una gran experiencia laboral poder participar en una producción casi como si fuera de una película junto a un elenco increíble, hubo otro gran plus: el salario. En comparación a lo que yo había estado ganando en las telenovelas, para mí ese aumento salarial me hizo sentir como Bill Gates, sensación que luego jugaría en mi contra.

Por suerte, a esa altura, con mi dieta ya no tenía ningún problema. Tenía todas las herramientas que por años había transformado en una dieta personalizada a mi favor. En realidad, sin darme cuenta, ya estaba creando una dieta nueva, la que a mí me funcionaba de todo lo que había y estaba aprendiendo en esos tiempos. Sin saberlo, estaba comenzando a nacer lo que unos años más tarde se transformaría en el plan de dieta Yes You Can!.

Con el dinero que me gané con este nuevo trabajo, logré sacar un préstamo y pagar el pago inicial para comprarme una casa en Los Ángeles, así como el carro de mis sueños. No se me había ocurrido ahorrar nada, no tenía conciencia de lo que era un presupuesto, yo pensaba que el dinero estaba ahí para gastarlo. Estaba gozando de mi éxito, pero inconscientemente pensaba que tener dinero era malo. Creo que por eso, y por falta de información al respecto, lo que entraba me lo gastaba. No tenía idea de la tormenta que se asomaba en el horizonte.

En 2008 vino la cancelación de la serie que seguíamos filmando en Texas. De pronto no solo me quedé sin trabajo sino que llegó la crisis económica de Estados Unidos, y de un sopapo la casa que con tantas ganas me había comprado se devaluó en un setenta por ciento. En un abrir y cerrar de ojos me encontré en Los Ángeles, sin trabajo, sin audiciones en la mira, pagando una hipoteca carísima y sin saber cuál sería mi próximo paso para lidiar con todo esto.

Encima de todo, la realidad es que me sentía muy solo en Los Ángeles. Es una ciudad muy grande con distancias largas entre un vecindario y otro, lo cual te termina aislando muchísimo. Tenía una amiga que vivía en el polo opuesto de la ciudad y también era actriz. Entonces, por más ganas que tuviéramos de pasar un rato juntos, ella no podía permitirse gastar un dineral en gasolina para venir a verme y ahora, con mi nueva situación financiera, yo tampoco podía darme ese lujo.

Por suerte nada de esto me hizo recurrir a la comida como consuelo. Para ese entonces, la comida realmente había dejado de ser un problema. Creo que lo que me ayudó a llegar a ese momento fueron la madurez y la claridad en mi salud emocional que me habían dado todo lo que había vivido y aprendido en los años anteriores. Finalmente tenía todas las herramientas a mi disposición y las estaba comenzando a usar a mi favor, al menos con la comida.

En cuanto a mis nuevas circunstancias, la verdad que me sentía súper perdido y desesperado. No solo tenía una casa por la que debía el doble de lo que costaba en ese momento por la devaluación, sino que tenía todas mis tarjetas en deuda y solo $240 en mi cuenta corriente. Iba a audiciones pero no me ofrecían nada. Necesitaba conseguir algún papel importante para salir de ese hueco ya que era lo único que había aprendido a hacer para ganarme la vida. Por otro lado, tampoco quería pedirle ayuda a mi papá.

Él siempre había tenido sus negocios, pero justo en esos tiempos la economía de Venezuela estaba yendo de mal en peor, y eso afectaba a todos los ciudadanos, incluyendo a mi papá. Además, con todas las veces que me había dicho que no debía irme por el camino de la actuación, me daba demasiada vergüenza ahora tener que pedirle dinero; me negaba a hacerlo. Pasé un tiempo sin contarle nada. Simplemente le compartía la frustración que sentía cuando no me daban un papel deseado. Y ahí, lo único que me decía mi papá era: "Deja eso, que aquí tienes tus negocios". En fin, seguía sin comprender mi vida de actor y yo no estaba listo para admitir que me encontraba en un hueco financiero inesperado del cual no sabía bien cómo salir.

Me empecé a asesorar y tomé un abogado que me dijo que, dadas mis circunstancias económicas tan precarias y con tantas deudas, lo mejor que podía hacer era declararme en bancarrota. ¿Bancarrota? Sí, era la única solución a tremendo problema. Lleno de dudas, dolor, frustración, tristeza, firmé todos los papeles habidos y por haber y cuando el abogado me pasó su tarifa final, casi me desmayo. ¿Doce mil dólares? ¡¿Cómo que doce mil dólares?! Con doscientos dólares en mi cuenta, las tarjetas y el crédito anulado por la bancarrota, sin poder pedir ningún tipo de préstamo, ¿de dónde carrizo iba a sacar esa cantidad de dinero? Me carcomía la ansiedad y poco a poco sentía que me estaba hundiendo en mi propia angustia.

Continuaba sin recurrir a la comida, pero ese estrés, esa ansiedad, me tenían de igual manera tan gordo y pesado por dentro que mis emociones me pedían un escape a gritos. Así fue que el cigarrillo apareció en mi vida y rápidamente se convirtió en mi mejor amigo. Mi frase preferida ahora era: "Uy, qué estrés, ¡necesito un cigarro!". Era una chimenea andante. Había encontrado una nueva forma de tapar lo que sentía y no fue hasta un buen tiempo después que pude darme cuenta de esto, como te conté, y dejar de fumar. Lo poco que tenía lo gastaba en cigarrillos y comía en sitios de 99 centavos.

Mientras tanto seguía sin trabajo, sin dinero en la cuenta, en bancarrota ¡y ahora con una nueva deuda de doce mil dólares! Necesitaba hacer algo sí o sí, y lo necesitaba hacer pronto. Así que me metí en Craigslist y, leyendo listado tras listado, de repente me topé con un trabajo como payasito animando fiestas. ¡Buenísimo! ¡Al fin algo que podía hacer con mis herramientas de actor! Me contacté con la gente del aviso y me lo dieron. Largué un suspiro de alivio y salí a comprar el disfraz más barato y el maquillaje más básico y puse manos a la obra. De ahí en adelante, todos los fines de semana me pintaba la cara de blanco, ponía mi maletita de cosas en el auto y me iba a los eventos que me asignaron esos días. La verdad es que terminó siendo más difícil de lo que yo me había imaginado. Tratar de hacer reír a la gente mientras estaba pasando por uno de los peores momentos de mi vida adulta, sintiendo el peso de mi deuda, sintiendo que todos mis sueños se habían derrumbado, realmente significó un reto enorme, pero era lo que me tocaba y más nada. Tenía que sobrevivir.

Por otro lado, me había conseguido un trabajo de lunes a viernes en Pollo Loco, una cadena de comida conocida en Los Ángeles. Primero empecé lavando los pollos y tiempito después me pasaron a la caja registradora. Ese trabajo fue otro gran reto. Me obligó a enfrentarme cara a cara con mi propio ego. No era tan conocido en aquel entonces, pero sí lo suficiente como para que de vez en cuando llegara gente y de pronto me viera y me dijera: "¡Ay, tú eres, espera, eres el de la novela!". Uy, en esos momentos, lo único que deseaba es que me tragara la tierra. Quería desaparecer. Pero, con mi uniforme de Pollo Loco, con el olor a pollo supurando por mis poros, no me quedaba más remedio que tragarme esa tristeza, ese dolor, esa sensación de humillación, y levantar la cara con una sonrisa y decirles: "Sí, ese soy yo. ¿Qué quisieran comer?".

Tenía dos caminos por delante: o echarme a llorar o levantar cabeza y darle pa'lante. Elegí levantarme y darle. Trabajaba siete días a la semana, cinco en el Pollo Loco y los fines de semana como payaso. Había llegado a esa ciudad como actor profesional buscando mi camino en Hollywood, se me habían abierto puertas increíbles, parecía que todo se estaba dando, cuando de golpe y porrazo todo se derrumbó y, en un abrir y cerrar de ojos, pasé de un set de filmación a la caja registradora del Pollo Loco. Hoy tengo más claro que el agua que todo eso fue lo más maravilloso que me podría haber sucedido porque aprendí lecciones de vida que me durarán una eternidad. Pero en aquel momento no lo sentía de esa manera.

Llegaba a la casa apestando a pollo, trabajaba sin cesar, pero no creas que me di por vencido con la actuación. Si me llamaban para una audición, me cambiaba en el baño del Pollo Loco, salía corriendo a mi carro, ponía el uniforme en el asiento y me iba volando a la audición, pensando, *Dios mío, que esta gente no me diga, "Eh, em hueles como a frijoles"*. Siempre perseverante, estaba haciendo todo a mi alcance para salir de este hueco en el que me había caído. Pero no creas que no tenía días en los que no daba más. Quería salir corriendo y desaparecer. Sin embargo, aunque me lo cuestionaba todo, darme por vencido no era opción.

Al declarar bancarrota, tuve que entregar la casa y el carro y mudarme. Pasé los primeros dos meses en la casa de una amiga, quien fue como un ángel en mi vida que me abrió sus puertas cuando más lo necesitaba. Recuerdo que en uno de esos primeros días, fui al balcón del apartamento y una lluvia de lágrimas cayó copiosamente de mis ojos, un llanto que no parecía tener fin. Estaba tan desahuciado, tan vencido, tan perdido. Pensaba: *¿Qué hago? ¿Y ahora por dónde empiezo? ¿Qué es esto?* Había noches en las que me acostaba y sentía que estaba viviendo mi propia película de terror. Me preguntaba: *¿Pero qué hice mal? ¿Por qué me está pasando esto a mí? ¿Qué pasó? ¿Qué me pasó? ¿A quién le hice daño? ¿De dónde viene este karma?*

En momentos como ese no entendemos por qué nos pasan esas cosas, todo se siente oscuro, la famosa luz al final del túnel ni siquiera la podemos ver. Estaba por cumplir veintisiete años y no tenía nada más que a mi perrita, Azul. Es más, tenía unos lentes que me habían regalado, que valían unos $700, que eran para ver. Yo no me quitaba esos lentes nunca, pero uno de esos días, me quedé dormido con mi perrita y los lentes puestos, leyendo el libro *El alquimista* de Paulo Coelho, buscando señales y esperanzas. A medianoche me desperté, me quité los lentes, los apoyé sobre la mesa y me volví a dormir. Jamás me hubiese imaginado que mi perrita, Azul, iba a creer que mis lentes eran un juguete nuevo, pero así fue. A la mañana siguiente, al abrir los ojos y tantear la mesa para agarrar mis lentes, encontré los restos de estos. Estaban hechos trizas. ¡Exploté de rabia! Quería matar a Azul, pero ¿cómo le iba a hacer daño a ese ser a quien yo quería tanto, esa perrita que era lo único que me quedaba y la única que me daba un amor incondicional y constante? Ni modo. Ahora sumado a todo lo demás, no podía ver bien y por el esfuerzo que hacía con los ojos, vivía con un dolorcito taladrando mi cabeza.

Estos son los momentos en los que tenemos que buscar esa rendija de luz, agarrarnos de la mano de Dios y tener fe en que Él tiene un plan perfecto. Créeme, sé que no es fácil. Lo único que me preguntaba era por qué me estaba pasando todo esto. Había momentos en los que pensaba: *Bueno, mejor que me pise un auto para terminar con esta penuria constante*. No sabía que al llenarme de esos pensamientos seguía atrayendo negatividad a mi vida, pero a su vez, no tenía idea de qué más hacer.

Sin embargo, ese es el momento justo en el que tenemos que cambiar nuestra actitud de alguna manera y transformar esas preguntas incesantes que invaden nuestra mente en pensamientos positivos. Vamos, no es que de repente todo lo vamos a ver de color rosa. Pero sí podemos reemplazar un pensamiento negativo por uno positivo o de agradecimiento. Sí, estaba pasando por una de las etapas más duras de mi vida, pero había tenido la dicha de encontrar trabajo, tuve la suerte de tener una gran amiga que ofreció alojarme cuando no me quedaba nada, y en dos meses logré mudarme a un pequeño estudio, a mi propio lugarcito al cual podía llamar casa.

¿Era la vida de mis sueños? No. Pero de a poquito estaba dando pequeños pasos con los que me estaba volviendo a encaminar. Al mudarme, me fui a IKEA y me compré un colchón y un sillón. Eso y mi computadora era todo lo que tenía, nada de televisión, nada de nada. Lo único que tenía era mi fe. Aferrado a Dios y a los valores que desde niño mis padres me inculcaron, seguía trabajando honestamente, rezando, asistiendo a la iglesia en busca de paz, y de noche me dormía orando, pidiendo fuerzas para no desmayarme, para seguir a los pies de Dios. Después de un día fuerte, de mucho dolor, de pedir señales, de pedirle a Dios guía y fuerza, recibí una llamada que fue caída directamente del cielo.

—Chabán —dijo el productor de la telenovela que había

hecho en Dallas— te estoy llamando porque estoy haciendo una telenovela nueva y quiero saber si puedo contar contigo para el papel de uno de los protagonistas. Me parece que es perfecto para ti y quiero que seas tú.

—Listo, llévame —le respondí de inmediato. Bendito Dios, el contrato de alquiler que había firmado era mes a mes.

—Pero, espera, no te he dicho ni cuánto paga ni nada.

—No importa, yo te pido de corazón que tú por favor me lleves ya. Necesito irme de aquí. Necesito algo que me devuelva la esperanza.

Dos semanas más tarde estaba en Miami firmando el contrato. Dos semanas más tarde había cambiado mi suerte. Dos semanas más tarde estaba comenzando una nueva etapa en mi vida que me llevaría a lograr cosas que dos semanas antes me parecían inalcanzables. Con ese trabajo no solo pude terminar de pagar lo que le debía al abogado, sino que también se materializó una de las primeras visualizaciones que había hecho de niño. Al salir al aire *Eva Luna*, salimos a promocionar la telenovela y fue un éxito total. Estábamos en todas partes. De repente, un día, recibí una llamada de *People en Español*: me habían elegido como uno de Los 50 Más Bellos y necesitaban que fuera a la sesión de fotos. ¿Cómo? No lo podía creer. Ese sueño, esa visualización, ese deseo de salir en *People en Español* ¡ahora se estaba haciendo realidad! ¡El gordito ahora era considerado uno de los 50 Más Bellos! ¿Qué? Parecía mentira. Cuando al fin tuve la revista impresa en mis manos y leí lo que escribieron para describirme, quedé boquiabierto. Decían que era el nuevo galán de Univisión que le roba el corazón al público. ¿Galán, yo? Nunca me había asociado con esa palabra, jamás pensé que un día a aquel gordito triste inundado de burlas lo considerarían un galán. Pero ahí estaba, ante mis propios ojos, materializándose todo lo que tanto había luchado por alcanzar. Nadie sabía lo que había detrás, nadie conocía todo lo que había pasado para llegar allí. Como dice el refrán: "A quien juzgue mi camino le presto mis zapatos".

PREPÁRATE PARA DISFRUTAR LOS FRUTOS DE TUS VISUALIZACIONES

Lo que tu visualizas se puede hacer realidad cuando menos lo esperas. Cuando le entregas tus problemas a Dios, obras bien y te agarras de la fe, las bendiciones inundan tu vida. No te lo digo como una teoría que he aprendido de libros, te lo digo porque así lo he vivido en carne propia. El poder de la mente y la palabra y la visualización, el poder de la Ley de Atracción, el poder de Dios, es realmente increíble. Y está a disposición de todos nosotros. Solo tenemos que tener fe, confiar en Dios y tomar acción para aplicarlo a nuestras vidas.

Yo creo fehacientemente en todo esto, así como en el tablero de visualización, porque soy testigo de que todo lo que he puesto ahí, si Dios me lo ha querido conceder, se me ha dado. A veces tarda más de lo que uno espera, pero si es lo que Dios y el universo quieren para nosotros, con el tiempo llega. Visualicé salir en *People en Español* y ahora tengo la revista para mostrarlo. Visualicé el carro de mis sueños y hoy está estacionado fuera de mi casa esperándome. Visualicé salir en la tapa de *Men's Health* y ese sueño también se me hizo realidad. Visualicé el apartamento de mis sueños y ahora vivo en ese lugar. Es más, hasta había visualizado algo años atrás que se me presentó y fue mi mejor amiga la que me lo recordó, porque yo me había olvidado por completo.

Cuando recibí la oferta de unirme al grupo de presentadores de *Despierta América*, para mí fue todo un honor, pero no estaba seguro de si iba a poder cumplir ese horario de trabajo, despertándome a las 3:30 de la mañana todos los días. Lo estaba debatiendo, no sabía bien qué hacer, así que llamé a mi mejor amiga para compartir mis dudas, con lo cual me respondió al instante:

—Pero, espera un momento. ¿Acaso tú no te acuerdas del tablero de visualización que hicimos en el año 2000 cuando llegamos acá a Miami?

—No —le respondí.

—Bueno, yo te voy a mandar la foto, porque la tengo acá, para que tú veas.

Al recibir la foto, casi me desmayo. En mi tablero había puesto una foto de los presentadores de *Despierta América*. Pensé, *¡Guau!, no puede ser*. No lo dudé ni un segundo más. Acepté la oferta y ha sido una de las mejores oportunidades que he tenido para ayudar a más gente, alegrarles las mañanas a nuestras familias hispanas y seguir adelante con mi propósito de vida, y ni hablar del grupo de trabajo excepcional por el que estoy agradecido cada día que comenzamos la mañana juntos.

Así es que me volví un fiel creyente en que nuestro futuro realmente está en nuestras manos, en nuestras mentes, en nuestras almas. Depende de nuestras palabras, nuestros pensamientos, nuestra imaginación. Cuanto más énfasis le pongamos a lo bueno y positivo de nuestras vidas, cuánto más nos enfoquemos en nuestras metas y afirmemos y visualicemos una y otra vez para alcanzarlas, más cerca estamos de lograrlo. Cada uno de estos pasos es esencial, pero hay una cosa que queda más clara que el agua: sin acción no hay resultados. Si te quedas sentado en tu sofá haciendo tus afirmaciones y viendo tu tablero de visualización, pero no sales a la calle a buscar el camino que te llevará a lograr tus metas, no va a pasar nada. Tus metas no van a venir a tocarte a la puerta, tus sueños no van a llegar volando por la ventana como si fuera por arte de magia. Ahora que tienes tu mente y tu alma enfocadas en tu propósito de vida, lo que te toca hacer es accionar. No tengas miedo. Es un camino emocionante, sorprendente y nada te puede reemplazar la satisfacción y alegría que te dará alcanzar una meta. ¡Yo sé que tú lo puedes lograr!

¡Ponlo en práctica!

CÓMO HACER UN TABLERO DE VISUALIZACIÓN

Ingredientes
- Tu lista de metas
- Revistas para recortar y otras imágenes (puedes buscar imágenes en Internet e imprimirlas)
- Tijera
- Cinta adhesiva o cola
- Una cartulina
- Marcadores de colores
- Lo que quieras usar para decorar el tablero y darle vida con color y esperanza

Método
1. Busca imágenes en las revistas o en Internet que representen tus metas y recórtalas y/o imprímelas.
2. Una vez que las tengas todas, agarra la primera imagen, ponle cinta adhesiva o cola y pégala a la cartulina en blanco. No importa dónde la pongas. Pégala donde quieras. Imagínatelo como un collage de tus deseos.
3. Ahora, si quieres ser más específico, usa tus marcadores para escribir algo al lado de la imagen. Pueden ser palabras, pueden ser dibujos, puede ser tu nombre, lo que sea que te ayude a ser lo más claro y detallado posible con la imagen.
4. Repite los tres pasos previos con todas las imágenes que representen tus metas. Luego, si quieres, escribe más palabras positivas en los espacios en blanco, como "amor", "prosperidad", "salud"; puedes dibujar, puedes pintar, puedes decorarlo como se te antoje. La idea es que el

producto final te haga sonreír y te llene de alegría e inspiración. Esas imágenes son las que has elegido para que te representen; permítete soñar a lo grande y hacer del tablero lo que tú quieras. No te autolimites. Deja que tu imaginación vuele hacia todos tus sueños.

5. Una vez que lo tengas listo, coloca tu tablero en un lugar visible, como tu habitación o tu oficina. También puedes sacarle una foto y ponerlo como protector de pantalla en tu computadora o tu celular. Cada vez que lo veas celébralo, conéctate con las imágenes, siéntelas. Quiero que te inspire alegría, esperanza, que te impulse a seguir adelante para conseguir todo lo que deseas y más. ¡Tú te lo mereces!

Sofía Ballester

Me llamo Sofía Ballester, soy puertorriqueña, de dieciocho años. Hace un año pesaba 264 libras y viví el bullying muy de cerca cuando cada día en la escuela me tocaba aguantar en silencio dolorosas bromas y sobrenombres como "La Mole" o que me dijeran que caminaba como un elefante. Dentro de mi tristeza y soledad tenía la necesidad de encontrar, aunque fuera por unos instantes, la felicidad y me desahogaba comiendo en la calle, comprando en las tienditas cerca de la escuela y comiendo tripletas y frituras. Llegaba a casa y me encerraba a comer lechón, arroz con gandules, yuca y mucho mantecado.

Cuando mi prom se acercaba pesaba 264 libras y me daba vergüenza ponerme el vestido. Además, con ese sobrepeso ningún niño quería ser mi acompañante. En febrero del año pasado conocí el plan de dieta Yes You Can! cuando asistí a una charla que Alejandro Chabán dio en Puerto Rico. Sus palabras me ayudaron a tomar la decisión final que "Sí se puede". Empecé y aprendí cosas importantes que me ayudarían a llegar a mi meta de bajar de peso.

Desde la primera semana vi los resultados. Comencé a bajar libras pero con comidas saludables que me gustaba comer.

Fui a mi prom dejando a muchos con la boca abierta por la nueva Sofía que estaban viendo. Ya he bajado 75 libras, y de talla 2XL bajé a M. Muchas gracias, Alejandro Chabán, por ser el príncipe que salvó mi vida y hacerme una joven segura para continuar caminando hacia el futuro y lograr mis metas. Hoy solo puedo decir, Yes You Can!

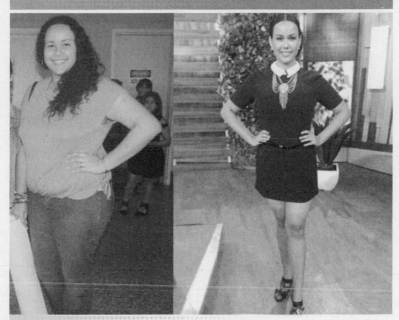

HISTORIA DE ÉXITO

SOFÍA BALLESTER bajó **75*** lbs

CONSEJO DE SOFÍA: *Lo que me ayudó a lograr este cambio fue llevar mis batidos de proteína para la escuela, dijeran lo que dijeran mis compañeros, porque muchas veces me quedaba estudiando hasta muy tarde y ese batido de proteína sin grasa ni azúcar me ayudaba a resistir un poco más de tiempo haciendo tareas y luego me ayudaba a dormir bien, sin hambre.*

*Los resultados no están garantizados y cambiarán según la dieta, el ejercicio, el metabolismo y la composición genética.

NUEVE

Paso 6: Toma acción y crea hábitos duraderos

YA TE HAS comprometido contigo mismo, has identificado tu gordura emocional, has definido y escrito tus metas y las has usado para crear tus afirmaciones y tu tablero de visualización. ¡Te felicito! Ahora, es el momento de tomar acción. La intención más la acción llevan a la transformación. Todo lo que quieres, también te quiere a ti, pero debes tomar acción para obtenerlo. Si no, será solo una ilusión.

> *Todo lo que quieres, también te quiere a ti, pero debes tomar acción para obtenerlo.*

Todas las mañanas me despierto, hago mis ejercicios de respiración y repito mis afirmaciones y todas las noches, antes de irme a dormir, veo mi tablero de visualización para inculcar en mi mente las imágenes de lo que quiero lograr en mi vida. Además, escribo en un papel diez cosas por las cuales estoy agradecido, pero la única manera de que estas palabras e imágenes mágicas se hagan realidad es llevándolas a los hechos. Cada vez que determines metas en tu vida, corre y empieza a trabajar en ellas, si no se pasará la emoción necesaria y pasarán a ser solo parte de un recuerdo.

De la mañana a la noche, en ese bloque de tiempo entre mis afirmaciones y el momento en que veo mi tablero de visualización, salgo a poner en marcha mi plan trazado y a continuar todo lo que necesito hacer para llegar a mi destino añorado. Siempre hay una manera de hacer lo que deseas, no dejes que los miedos te paralicen. En el momento que vas a tomar acción aparecerán mil maneras de saboteo y parálisis: "Es muy difícil, es muy feo, es peligroso, es cansón, es aburrido, es muy costoso, no me gusta". Haz oídos sordos a tu mente negativa del pasado y *haz* eso que te llevará al otro lado del camino, a tu camino del éxito. En el momento que tomes acción, ese miedo desaparecerá.

Puedes hablar todo lo que quieras de lo que puedes hacer, incluso puedes hablar de lo que te gustaría hacer, pero hasta que realmente lo hagas, esas no serán más que palabras. Cuando elaboras un plan en el cual no hay acción, entonces esa meta, esas afirmaciones, esas visualizaciones automáticamente lo convierten en solo un anhelo.

> *Quien avanza más en la vida es aquella persona que por lo general actúa con coraje, toma decisiones y está dispuesta a tomar riesgos.*

Quien avanza más en la vida es aquella persona que por lo general actúa con coraje, toma decisiones y está dispuesta a tomar riesgos. Ya sé, a veces es más fácil decirlo que hacerlo porque a veces los miedos, las creencias y las excusas que tenemos son más fuertes que las ganas de tomar accion. Por eso he creado un lema que me ha ayudado mucho cada vez que me toca enfrentar algún miedo y espero te sirva a ti también: "El miedo es como una serpiente que jamás vamos a poder matar, eliminar, desaparecer, erradicar ni achicar. Sólo lo podemos domar". ¿Cómo? Por medio de la acción.

Si quieres lograr tus metas, si quieres convertir tus afirmaciones y visualizaciones en una realidad, entonces necesitas *accionar*. La acción es el puente entre el deseo y la realidad. No hay manera de saltar ese puente o evitarlo. La única opción que nos queda es permanecer en el lado inicial del puente con nuestro deseo insaciable, esa pasión por eso que amamos hacer, por esa misión, esas ganas de lograr eso que Dios puso en nuestro corazón. Se necesita *acción masiva y determinante*. No te des por vencido si no funciona en el primer intento. ¡Sigue adelante! Sigue intentando y tomando acción hasta que consigas el objetivo. Cuando tu hijo está aprendiendo a caminar, la primera vez que lo intenta y no lo logra, ¿qué le dices? "¡Intenta de nuevo!". Lo hace y se cae otra vez. ¿Qué le dices? "¡Intenta de nuevo!". Jamás le dirías, "Ah bueno, ya intentaste dos veces, mejor ya no camines". Tienes que tomar acción una y otra vez, enderezando las velas del barco hasta llegar al destino. Tienes que atravesar el miedo que te hace quedar inmóvil y arrancar nomás. Ojo, el camino no siempre es fácil. Lo más probable es que te encuentres con cosas que no te van a gustar, sorpresas inesperadas, distracciones, obstáculos, personas y situaciones que van a detener el paso, que te pueden desviar del camino, pero igual tienes que seguir adelante para llegar al otro lado del puente.

Atención: mientras más cerca de la meta estés, mientras más cerca estés de llegar al otro lado del puente, a tu gloria, al destino que te llevará al éxito, más gente aparecerá para distraerte y ponerte estorbos en el camino, y más enfocado debes estar. Es el momento en que la vida te pone más pruebas, y esa es la hora de la verdad. Ahí es cuando debes ser más fuerte que todas las piedras en el camino; ese es el momento para dar el último empujón, saltar y atravesar esa última línea para al fin llegar a tu meta, al fin disfrutar de tu luz al final del túnel. Es como si el universo te pusiera a prueba en ese último tramo a ver si realmente estás listo para recibir ese premio que tanto quieres y tanto mereces.

TUS DECISIONES JUEGAN UN PAPEL VITAL EN TU ACCIÓN

Como bien dice Rubén Blades en su famosísima canción "Decisiones": "Decisiones, cada día. Alguien pierde, alguien gana, ¡Ave María!". Ponte la canción, disfrútala, baila y escucha bien la letra. Cada protagonista de los cuentos que narra la canción toma decisiones que afectan su vida de maneras extraordinarias. Y es así para todos nosotros. Tenemos en nuestras manos el poder de tomar las decisiones que afectarán nuestro futuro, por eso es tan importante prestar atención y aprender a tomar mejores decisiones en nuestro diario vivir. Mientras más pequeños sean los detalles, más nos afectan.

> *Cada decisión que tomas influye*
> *la acción que le sigue.*

Cada decisión que tomas influye la acción que le sigue. Por ejemplo, cuando nos sirven un plato de arroz con coco, tenemos que tomar la decisión de si comerlo o no. Nos preguntamos: "¿Será que me lo como o mejor no me lo como?". No importa si somos gordos o flacos, esta pregunta nos la hacemos la mayoría. Es cuestión entonces de alinear nuestra decisión a nuestras metas para así tomar la acción correspondiente y dar un paso más hacia lograr nuestras metas. En nuestro caso, si queremos mantenernos saludables, si lo que buscamos es desligar las emociones de la comida y nos ofrecen el pastel, la mejor decisión es decir que no. Nos puede costar, pero luego nos vamos a sentir bien con nosotros mismos y esa emoción, la de la satisfacción, la de sentirse bien, es lo que te va a impulsar a seguir adelante.

Ojo, no te dejes manipular por lo que te dicen los demás. Quizás la persona que te ofrece ese postre es tu abuela, y cuando le dices que no quieres, empieza la ronda de culpa tan típica de nuestra cultura: "Ay, es que yo lo hizo solo para ti porque sé que es tu favorito", "Pero te lo cociné con tanto cariño, cómete aunque sea un bocado, anda". Y si no te mantienes firme en tu decisión, la que sabes que es la mejor para ti, estas frases tan clásicas, que todos hemos oído alguna vez, pueden lograr desenfocarte de tu meta y hacer que comas el pastel por complacerla, acción que va en contra de lo que estás buscando establecer como nuevo hábito en tu vida.

Es más, si te das por vencido, aceptas y comes ese dulce, no solo estás afectando tu dieta y tu meta de adelgazar, sino que también le estás diciendo a tu mente que tu palabra no vale, que tu palabra es un chiste, que en realidad no tienes un compromiso contigo. Inconscientemente le estás diciendo a tu mente, "Soy un mentiroso. No hagas caso cuando yo hablo porque no cumplo con lo que digo". Tienes que ser impecable con tus palabras y realmente respetar tu compromiso porque si no tu mente te va a dejar de creer. Si dices, "Hoy empiezo la dieta", y a las dos semanas la dejaste a un lado, "Hoy dejo de fumar", y a las tres semanas tienes cigarrillo en mano, "Hoy comienzo mi curso de computación", y al segundo día te aburres y lo dejas, lo único que estás haciendo es condicionar tu mente a no creer en tus propias resoluciones. Y si repites este comportamiento una y otra vez, tu mente se acostumbrará a no creer lo que dices de la boca para afuera. Entonces, la próxima vez que digas, "Hoy empiezo mis ejercicios", tu mente te va a responder: "Sí, seguro. Hay que verlo para creerlo". Es un efecto dominó que lo único que hace es enviarte hacia atrás en vez de impulsarte hacia delante.

Si tú me pones en la mesa ahora mismo un plato con espárragos y unos buñuelos y me preguntas qué quiero ahorita, te voy a decir los buñuelos. ¿Qué deseo? Los buñuelos con cajeta o dulce de leche. ¿Qué me va a llevar a que la primera semana del mes que viene pueda entrar en ese pantalón talla 32 que me compré? Los espárragos. Ese momento, esa decisión es la clave. Tienes que reemplazar ese deseo del momento con la intención de tu meta. Piensa si la decisión que estás tomando te va a sumar o restar en el camino hacia tu sueños. Ese pedazo de pizza me va a ayudar a llegar a mi meta o me va a retrasar. No es lo que quieres hacer, es lo que tienes que hacer para llegar a la meta lo que debe determinar tu decisión.

> *Para lograr tus metas, para cumplir*
> *tus sueños, hay cosas que tienes que hacer*
> *aunque no lo desees.*

Aclaremos algo: no todo lo que hagamos lo haremos por el puro deseo de hacerlo. Para lograr tus metas, para cumplir tus sueños, hay cosas que *tienes* que hacer aunque no lo desees. Para bajar de peso, te guste o no, tienes que comer cinco veces al día, tienes que incluir proteínas en tus comidas, tienes que mantenerte en movimiento, tienes que medir tus porciones, tienes que quemar más calorías de las que consumes, tienes que tomar agua y dejar el azúcar. A mí me pone los pelos de punta cuando paso quince minutos hablando con alguien que me expresa sus ganas de adelgazar para que al terminar la conversación, me diga: "Ah, eso sí, a mí no me quites ni la cerveza, ni el queso, ni la tocineta". Bueno, entonces esa persona no está lista para bajar. No va a tomar las decisiones necesarias para llevar a cabo las acciones que la ayudarán a alcanzar sus metas, porque todavía no ha logrado ni siquiera pasar por el primer paso del cambio: comprometerse con ella misma.

¿Ves lo importante que es cada uno de los 7 pasos y cómo se relacionan entre sí? Si no te comprometes contigo primero, cuando te toque tomar decisiones, no vas a tomar la acción que te ayudará a cambiar tus costumbres y crear nuevos y saludables hábitos duraderos. Todo va de la mano. No puedes llevar a cabo un paso sin tener los otros en orden. ¿Cómo es posible que permitas que una cerveza, un pedazo de queso o tocineta acaben con tu meta de rebajar quince libras? ¿Cuántas veces has tomado cerveza y comido chocolate y queso en tu vida? ¿Me vas a decir que no puedes vivir sin estas comidas por un tiempo para alcanzar tu meta y adelgazar?

Si quieres algo, si realmente lo deseas, si ya estás comprometido contigo mismo, si ya tienes metas claras que te han llevado a crear tus afirmaciones y visualizaciones, ahora lo que tienes que hacer es preguntarte: ¿qué estoy haciendo al respecto?, ¿qué acciones estoy tomando para cumplir ese sueño, ese deseo? Espera, ¿tu respuesta es nada? ¿De veras? ¿No estás haciendo nada para lograr esa meta? Bueno, pues, entonces olvídate, que no la vas a alcanzar.

La acción siempre tiene que estar de la mano con tus metas, y estas están directamente alineadas y relacionadas a las decisiones que vas tomando día a día. Es más, minuto a minuto tomamos decisiones, y tenemos que asegurarnos de que sean las acertadas para seguir encaminados. Quieres bajar de peso. Bien. Entonces cuando te ofrezcan el postre, tienes que tomar la decisión acertada y decir que no. Si te comes el postre, te alejas de tu meta de bajar de peso. Tengo amigos que están sin trabajo y se quejan todo el día por eso, pero no salen a buscar nada, no se ponen a hacer llamadas, no buscan en Internet posibles puestos. Su meta es conseguir trabajo, pero su acción no refleja esa meta. Si tú realmente necesitas trabajo, ¡entonces sal a buscarlo! ¿Tú crees que yo tenía ganas de trabajar como payaso y en el Pollo Loco? ¡Para nada! Pero me había desviado de mi camino y tenía que hacer todo lo posible para regresar a la ruta que me llevaría a mis metas.

Y quiero aclarar una cosa: lograr tus metas no es un camino fácil. Requiere mucho esfuerzo, perseverancia y una gran cantidad de paciencia, ya que muchas cosas que deseamos lograr quizás no se nos den enseguida. Es posible que tarde semanas, meses y hasta años, pero eso no quiere decir que nos tenemos que dar por vencidos.

Casi siempre tomamos decisiones basados en lo que queremos y lo que deseamos en el momento, en vez de tener en cuenta lo que necesitamos hacer para lograr nuestras metas a largo plazo. Por eso también es tan importante establecer metas claras en nuestras vidas, porque la mayoría de las veces, si no tenemos metas claras, tomamos decisiones sin pensar, sin rumbo, guiándonos solo por lo que deseamos en el momento, sin tener en cuenta las consecuencias o el camino que estamos recorriendo y hacia dónde queremos ir. Si quieres bajar de peso, vas a tener que comer más saludablemente. ¿Prefieres comer pollo con espinaca en vez de una pizza? Lo más probable es que no. Pero es lo que debes hacer para alcanzar tu meta; entonces, hazlo. Recuerda que tú tienes una fuerza de voluntad innata que está esperando que la despiertes y la uses. Esa fuerza va a ser tu gran aliada a la hora de tomar decisiones importantes. Así que deja de hablar de tus planes y toma la decisión de ponerlos en práctica: acción.

EL ENEMIGO LLAMADO ABURRIMIENTO

La mayoría de las veces que yo estoy ocupado en algo que me apasiona y me gusta, a mí se me olvida la comida por completo. Pero si estoy en mi casa, aburrido, sin nada que hacer, inevitablemente se me viene a la mente ese atole, esa arepa con queso derretido o esas papitas *animal style* que no debo comer. Es que cuando era niño muchas veces comía por aburrimiento. No tenía hambre, pero como no había nada que hacer, si pasaba el paletero quería una paleta, si caminaba al lado de una pastelería quería un pastel. No existía el tema de ocupar mi tiempo haciendo cursos y clases y actividades al aire libre. Mi vida era ir a la escuela, volver, hacer la tarea y seguir la rutina diaria en casa y en la tienda de mi padre, la rutina que repetíamos día y noche, la rutina que me parecía más aburrida que una carrera de caracoles. Entonces, ¿qué hacía? Comer. Y después, cuando pasaba algo divertido, como una fiesta familiar, ¿cómo la celebrábamos? ¡Comiendo!

Yo sé que además de comer por aburrimiento nuestra cul-

tura latina nos lleva a juntarnos en las casas a comer y beber
y pasar el rato hablando, riendo, cantando, bailando y, —¿por
qué no, mis comadres?— chismeando. Eso nos hace sentir
que pertenecemos a un grupo, a una comunidad, y es lo que
conocemos; así nos criamos en nuestros países. Pero yo te reto
a que de vez en cuando cambies ese hábito. En vez de todos
los días sentarte en el sofá a ver televisión, cocinar, navegar por
Internet y comer, busca un grupo que haga actividades al aire
libre, organiza un grupo para salir a caminar, lleva a tu familia
al parque y jueguen un rato a la pelota o a algún juego de mesa.
No solo van a reemplazar el comer con una actividad en familia, sino que les van a quedar unos recuerdos maravillosos de
esos días diferentes a los demás. Elige una de estas actividades
y en el momento en que quieras comer cuando no tienes hambre, piensa en esa actividad y dedica tu tiempo a armar un plan
para realizarla. Cambia ese hábito de comer por aburrimiento,
por una actividad que le sume a tu meta. Tener esas alternativas a mano no sólo es clave para no comer de más, sino que,
además, te ayudará a entretenerte cuando el aburrimiento está
por tocar a tu puerta y mejorará tu mente y tu salud.

Otra herramienta clave para desalentar al aburrimiento es
alimentar a tu pasión, ya sea tocar un instrumento, escribir,
cantar, aprender un idioma, actuar, cocinar, empezar tu propio
negocio, etc. Y si no tienes una pasión, entonces busca un pasatiempo, como bailar, nadar, caminar, ir a algún museo, pintar,
tejer, enseñar, lo que más te divierta. Porque cuando uno está
metido de lleno en su pasión o su pasatiempo, el tiempo pasa
volando, y esas horas en las que podrías haber estado aburrido
en tu sofá comiendo sin ganas, las habrás pasado entretenido
haciendo algo que te gusta. Cuando te concentras en tu pasión
o tu pasatiempo, te olvidas por un rato de todo lo demás, incluyendo ese pedazo de churro en la refrigeradora que sin duda
te hubieras comido si hubieras estado aburrido en tu casa.

Por último, rodéate de gente que te impulse a combatir ese
aburrimiento que te lleva a comer, gente que te entienda, te

apoye y te inspire a tomar las acciones que te llevarán por buen camino.

DIME CON QUIÉN ANDAS Y TE DIRÉ QUIÉN ERES

A menudo, cuando queremos llevar a cabo un cambio importante en nuestras vidas, no consideramos lo importante que es también renovar nuestro círculo social. Todos pasamos por cambios y hacemos cambios pequeños y grandes en nuestras vidas, pero por más que sean comunes a los seres humanos, nos cuesta mucho pasar por un cambio. Somos seres llenos de costumbres y rituales y rutinas. Entonces, si tú vienes tratando de hacer un cambio que no fluye con tu grupo social, en vez de apoyo lo más probable es que te encuentres con resistencia. Es así de simple: cuando somos gorditos y pasamos tiempo con otros gorditos, las elecciones que vamos a tomar en un restaurante seguramente van a ser más calóricas que las que haríamos si estuviéramos en una mesa con gente con un estilo de vida saludable. ¡A mí me pasa! ¿A ti?

Es muy diferente estar en una mesa con gente pidiéndose todo lo más calórico, delicioso y grasiento del menú, que estar con personas pidiéndose ensaladas. Los que piden ensaladas te van a hacer pensar dos veces antes de pedirte la hamburguesa. Nos hacen sentir hasta medio culpables. Y terminamos por tomar conciencia. Pero los que piden la hamburguesa te van a alentar a que los acompañes y te pidas una tú también. Así es con todo. Si tú estás tratando de combatir tu tristeza porque se ha vuelto una emoción tóxica en tu vida, pero estás rodeado de gente deprimida, estas personas no van a poder brindarte el apoyo y la inspiración que necesitas para dejar atrás la tristeza. No lo hacen a propósito; simplemente no lo pueden hacer porque ellos todavía están arraigados a esa emoción. Entonces, tú lo que tienes que hacer es abrir tus alas y volar a otra parte. No te digo que tienes que dejar de ver a tu viejo círculo, pero si este no te está haciendo bien, tienes que encontrar al menos un amigo nuevo o uno de los viejos que te apoye, te aliente y te inspire a hacer el cambio que tanto anhelas en tu vida.

Como todo lo que conlleva un cambio, lidiar con tu círculo social no es cosa fácil. Te sientes solo, triste, sensible, estás cargando con exceso de equipaje interno y quizás externo también y lo único que quieres es recibir algo de amor y apoyo, pero ese amor te lo ofrecen con la comida. ¿Qué haces? Te da miedo salir a buscar un círculo nuevo por miedo al rechazo, pero el que tienes tampoco te está haciendo bien. No sabes cómo decirles a estas personas que te quieren consentir con la comida que no lo deben hacer más, porque tienes miedo a que te abandonen. Entonces, tu miedo a la soledad absoluta te vuelve complaciente, dices que sí a todo lo que te ofrecen y lentamente vas dejando de lado la meta que tanto deseabas alcanzar. Hay alternativas. Si las buscas, las encontrarás. Rodéate de gente que te apoye y te inspire a crear nuevos hábitos sanos que te durarán de por vida.

> *Rodéate de gente que te apoye y te inspire*
> *a crear nuevos hábitos sanos que*
> *te durarán de por vida.*

CREA HÁBITOS SANOS Y DURADEROS

Si te estás por meter un bocado extra de comida en la boca, si estás a punto de recaer en viejos hábitos, pregúntate:

- ¿Por qué voy a comer esto ahora? ¿Tengo hambre? No.
- ¿Voy a comer porque me siento triste o ansioso? Sí.
- Entonces, ¿para qué lo voy a hacer?

El plato de comida no va a solucionar tu tristeza. Esa emoción va a reaparecer al terminar de masticar el último bocado. Es uno de los hábitos emocionales más difíciles de corregir, porque estamos demasiado acostumbrados a ligar la comida con lo que sentimos. Ese mensaje lo aprendemos de niños y nos lo siguen bombardeando de grandes por todas partes. En Facebook e Instagram, nuestros amigos publican miles de fotos de comidas o memes graciosos que conectan la comida con los sentimientos. Por donde sea que miremos, aparece ese mensaje. En inglés hasta hay un nombre para este tipo de comida: *comfort food* (comida reconfortante).

> *¿Cómo hacemos para desligar la comida de las emociones cuando la sociedad en la que vivimos acepta que sea así?*

Entonces, ¿cómo hacemos para desligar la comida de las emociones cuando la sociedad en la que vivimos acepta que sea así? La idea es atacar el momento en que estás por buscar una comida y reemplazar ese acto con otro que te haga bien y no involucre ingerir nada. Si lo haces repetidas veces, con el tiempo le enseñarás a tu mente este nuevo hábito, cambiarás y reemplazaras la costumbre, y lograrás desligar esa emoción de la comida y vincularla con una actividad, creando así un hábito sano. Dicen que para crear un hábito se necesita hacer esa nueva rutina por un mínimo de tres semanas, es decir, un mínimo de veintiún días, así que mantente constante y firme así no solo creas el hábito, sino que también lo haces durar. Y, como siempre, no te des por vencido si tienes un desliz y en algún momento caes en tu viejo hábito de comer por las emociones. No te castigues por haberlo hecho. Simplemente toma conciencia del hecho y vuelve a encaminarte para que no ocurra de nuevo. Somos humanos, a todos nos pasa. Lo importante es no castigarse, sino comprenderse, corregir el camino y seguir adelante.

NO TENGAS MIEDO A PEDIR AYUDA

Si sientes que todos estos consejos siguen sin surtirte efecto, si sientes que estás tan hundido en tu propia oscuridad que nada de lo que hagas te iluminará el camino, entonces, por favor, no tengas miedo de pedir ayuda. Todos necesitamos ayuda en algún momento de nuestras vidas. Ayudar al prójimo y ser ayudado es algo bellísimo de la humanidad que no nos debe avergonzar. A menudo, después de pedir ayuda, nos damos cuenta de que solo necesitábamos ese empujoncito para delante, esa fe y ese apoyo de alguien para por fin poder dar el primer paso hacia sentirnos mejor.

> *Ayudar al prójimo y ser ayudado es algo bellísimo de la humanidad que no nos debe avergonzar.*

Y, si es que te sientes así hoy, créeme que te entiendo. Llega un momento en que estás tan cansado de cargar con todo ese exceso de equipaje, tan cansado de sentirte mal, tan cansado de la vida, que ya no sabes qué más hacer. Ese es el momento de pedir auxilio. Es clave poder compartir lo que te está pasando, lo que estás sintiendo y pensando, dejar entrar a alguien que te dé una mano y te ayude a levantarte y seguir caminando.

Esa persona puede ser un psicólogo, un *coach* personal de vida, un mentor, un familiar, un amigo, un colega, un grupo de apoyo, una organización, un Yes You Can! Diet Coach. Comunícate con la persona, grupo u organización que tengas a tu alcance. Ese apoyo de una de esas personas que conoces a nivel personal o profesional puede ser la clave para ayudarte a iluminar el camino para que puedas alcanzar tu máximo potencial.

No dejes que tus problemas te hundan y te hagan sentir que te echaron una brujería de la que no podrás salir. Siempre hay alguna salida. La esperanza y la fe son tus mejores aliados, y si no puedes ver la salida claramente, pide ayuda. El plan de dieta Yes You Can! tiene un grupo de apoyo, una familia inmensa para que no te sientas solo mientras haces tu dieta, porque yo sé lo importante que es sentir esa comunidad que te impulsa hacia adelante cuando tú crees que ya no puedes dar otro paso más.

> *Siempre hay alguna salida. La esperanza y la fe son tus mejores aliados, y si no puedes ver la salida claramente, pide ayuda.*

Animarse a pedir ayuda significa que tienes fuerza de voluntad y ganas de salir adelante y quieres hacer todo lo posible para lograrlo. Esa llamada hasta te puede salvar la vida, así que no dudes en hacerlo, por favor.

LOS FRUTOS DE LA ACCIÓN EN MI VIDA

Mientras atravesé todo mi episodio de bancarrota en Los Ángeles trabajando en el Pollo Loco durante los días de semana y como payaso los fines de semana, mi papá me inspiró a tomar acción en algo que jamás pensé se volvería tan importante en mi vida. Esa sugerencia fue como recibir la llave de mi futuro. Nunca se me ocurrió que algo tan personal, algo que había tapado por tantos años, me iba a llevar a encontrar mi verdadero propósito de vida. Todo empezó después de una noche de llorar y pelear con la vida. Sentía que ya estaba rendido, que ya no daba más, que no había otro camino. La mañana siguiente lo primero que hice al levantarme sin ánimo, sin nada que comer en la nevera, fue llamar a mi papá con llamada con cobro revertido porque no tenía saldo en mi teléfono. Al contestar, finalmente le conté algo que me daba mucha pena y vergüenza admitir: que me había quedado sin trabajo como actor, que había tenido que declararme en bancarrota, que estaba quebrado y que estaba trabajando como payaso y en un restaurante. Le dije que en mi cuenta de banco sólo tenia $240 y que cargaba con una deuda de más de $15.000.

—No sé qué hacer, papá. Siento que no tengo más fuerzas. Te lo he ocultado por varios días pero no puedo más. ¿Qué hago? ¿Será que intento escribir una película para así poder actuar en ella y que miren y descubran mi talento? ¿Pero de qué voy a escribir?

—¿Por qué no escribes tu historia? —me respondió mi papá.

—Ay, papá, ¿a quién le va a interesar la historia de un gordito de un pueblo?

—Pero tú tienes una historia increíble que puede inspirar a mucha gente —me insistió mi papá.

—Ay, papá, de verdad eso es ridículo. Tú, siendo mi padre, no puedes ser objetivo con ese tema.

Mi papá es muy joven y yo siempre he tenido una relación muy respetuosa con él pero también de mucha confianza. Además de que hemos vivido muchas experiencias juntos, él ha intentado evolucionar conmigo a través de los años, y yo he evolucionado con él. Nos respetamos mucho y, aunque ciertamente existen muchos límites de padre e hijo, también hay una linda amistad.

—Yo estoy siendo objetivo —me respondió mi papá—. Hagamos una cosa: yo te voy a mandar una caja con todas tus cosas de acá porque de pronto al ver todo eso en este momento, puede que te inspire y te salgan nuevas ideas. Es un momento para que tú reflexiones. Si no, vente para acá un tiempo hasta que vuelvas a encontrar tu camino.

Esa última opción para mí nunca existió así que me fastidiaba bastante cada vez que me lo mencionaba, hasta el punto que a veces le decía que iba a colgar la llamada y lo hacía. Sin embargo, sí estaba abierto a su otra sugerencia y acepté que me enviara esa caja de recuerdos que hasta ahora había bloqueado. Es que cuando me fui de Maturín a Caracas, no comencé un nuevo capítulo, sino que comencé un nuevo libro en mi vida. Cerré el anterior y dejé atrás todo; lo quise borrar de mi mente con la intención de comenzar de cero y armar la vida que siempre había soñado. Había metido en esa caja a ese gordito y lo había olvidado por años, mejor dicho lo había querido olvidar y ocultar por años.

Justamente por esta decisión, ninguno de mis amigos y colegas nuevos se había enterado de mi historia de gordura, ni en Caracas ni en Miami ni en Texas ni en Los Ángeles. Más bien, muchos recién conocidos me veían como el muchacho de los abdominales, el actor que salía en las telenovelas, pero no tenían idea de todo lo que había pasado para llegar a ese punto. Ni se me ocurría mencionarlo. ¿Para qué contar que había rebajado 150 libras? En esa época, nadie subía fotos a Instagram de lo que comía o no; Instagram ni siquiera existía. Hacer dieta era algo mucho más privado, era algo que uno escondía en vez de compartirlo abiertamente con todo el mundo. Cargaba con una historia de gordo de un pueblito que nadie de ellos conocía y que también formaba parte de quién era yo, pero era una parte que con el tiempo había enterrado. Sin embargo, uno no puede bloquear, olvidar, negar su pasado. Tenemos que identificarlo, comprenderlo, e incorporarlo en nuestras vidas para poder seguir adelante con la paz que nos merecemos.

Cuando abrí la caja que me envió mi papá me encontré con mi diario de adolescente, mis cuadernos, la camisa XXL de mi graduación escrita con mensajes de mis compañeros, fotos, todo un pasado que hasta entonces había intentado omitir y arrinconar. Pero en el momento en que saqué cada una de esas partes de la caja, fui poco a poco mirando las piezas de aquel rompecabezas, de aquel niño dolido, abandonado, miedoso, triste, agresivo, y en ese instante Alejandro el adulto se volvió a encontrar con el niño que había olvidado durante tantos años. Ese gordito que siempre estuvo dentro de mí volvió a despertar, y pensé: *Guau, este era yo. Esta era mi realidad.* Me di cuenta en ese momento de que, por más que renegara de él, jamás iba a poder enmudecerlo porque era parte de mí, de mis huellas, de mi alma, de mi historia personal.

Hasta ese instante no creía que pudieran existir los dos a la vez: el joven luchador, el ganador de las batallas, el que logra sus metas y el gordito indefenso asustado. Pero comencé a darme cuenta de que esa persona que era en ese presente, sin su pasado, era alguien inventado. Al fin y al cabo, ese niño gordito seguía estando, y sigue estando, dentro de mí. Forma parte de mis células, de mi piel, de mis actos. Pensé que había muerto aquel 27 de octubre años atrás, pero la realidad es que siempre estuvo allí en silencio. Yo simplemente lo había olvidado, lo había apagado, lo había desconectado de mi presente, pero él seguía estando presente siempre.

Cuando comencé a ver las fotos que me había enviado mi papá, me pasó algo totalmente inesperado. La rabia que me había generado ese gordito, esa sensación de que me había arruinado la infancia, la adolescencia, la vida, ya no estaba más. Ahora lo observaba con detenimiento y lo que veía era una víctima de sus circunstancias. Veía las fotos y pensaba: *Qué triste estaba ese gordito.* En todas las fotos tenía una sonrisa, pero los ojos tristes. En todas estaba escondido detrás de las otras personas para no salir tan gordo. Ni lo hacía de manera consciente; me escondía como reacción a la cámara. Me había acostumbrado a tratar de evitarlas. Inconscientemente me avergonzaba de mi cuerpo, de quien era.

Al revisar aquella caja empecé a descubrir quién era yo, de dónde venía, y al fin comencé a comprender de dónde venían mis miedos, el miedo a la soledad, el miedo al abandono. En muchas de las fotos salgo comiendo, tapando todas esas angustias que ni sabía que tenía, ya que yo pensaba que mi vida no podía ser de otra manera. Y ni hablar de la camisa del colegio. Obviamente reconocía todos los nombres escritos ahí y sabía que era mi camisa, pero al verla de nuevo a mis casi veintisiete años, en esta otra vida que me había inventado, me parecía una camisa ajena. Me impresionó ver esa camisa XXL y recordar que eso había sido mío. Cuántas veces batallé para que me cerrara esa camisa.

Mientras leía lo que me habían escrito mis compañeros, me crucé con los mensajes de mis dos mejores amigos, y al ver sus firmas me conmoví sobremanera, ya que ambos habían muerto en 2006 en diferentes accidentes de tránsito y yo no había podido ir a sus entierros porque había estado grabando una telenovela. Ahí me llegó el primer clic en cuanto a mi gordura emocional. Me di cuenta de todo lo que me había perdido por tapar mi pasado, por negarlo, por no querer lidiar con las emociones que eso me hacía sentir. El nuevo yo hasta se había olvidado de mis amigos más queridos. Una ráfaga de tristeza invadió mi alma. Ver todo eso me hizo comprender todas las cosas que habían pasado en mi vida, cosas que no había vuelto a recordar porque lo mío siempre ha sido mirar solo para adelante y concentrarme en el futuro. Definitivamente hay que mirar hacia delante, pero no por eso debemos olvidar lo que aprendimos antes. Eso forma parte de quienes somos hoy. En vez de borrarlo y taparlo, tenemos que aceptarlo. En realidad, no debemos vivir ni en el pesar del pasado ni en la ansiedad del futuro; el verdadero equilibrio yace en el presente, pero de eso hablaremos más en el siguiente capítulo.

Ah, y cuando vi las fotos en mi escuela, ni te cuento todo lo que me revolvió por dentro. Miraba la cafetería y los pasillos y se me venían a la mente todas las burlas sufridas en ese lugar. Recordé que cuando pasaba por ese pasillo en particular, mis compañeros se paraban de un lado y del otro y, cuando pasaba, me empujaban y me decían de todo. El pasillo del terror, le decía yo. Por eso muchas veces me quedaba en el salón de clases sin desayunar para no tener que pasar ese mal momento de mofas y golpes. Ese gordito cómo sufrió en aquellos bancos del patio de la escuela cuando se sentaba a desayunar a solas; pobre gordito que sobrevivió su infancia pensando sólo en lo que decían los demás. Cuando vi una foto de la tienda de mi papá, lo primero que me vino a la mente fue cómo cada vez que salía a la calle, el muchachito de enfrente me gritaba: "¡Gordo, bola asquerosa, cuídate que ya viene diciembre, chancho!".

Esa caja me trajo al presente tantas memorias y emociones encontradas de pesar, nostalgia y hasta lástima, que sentí la necesidad de expresarlas en papel. Primero pensé en escribir un guión para una película, pero cuando me senté a mi computadora lo que me empezó a salir fue un libro. Jamás había escrito profesionalmente, pero ahora era tal la necesidad de desahogar en esas páginas todo lo que había resurgido en mi interior, todas las emociones, todos mi dolores, que no podía parar. Por ratos me detenía, veía las fotos otra vez, y con lágrimas que comenzaban a fluir de mis ojos, pensaba: *Pobrecito mi gordito, todo lo que tuvo que sufrir y experimentar con solo quince años.*

Transcurrieron los días y continuaba escribiendo en todos mis ratos libres. Por momentos tenía que dejar de escribir porque las emociones eran tan fuertes que me envolvían y abrumaban. En otras ocasiones de pronto me daban unas ganas enormes de comer ciertas cosas de aquella época, pero no lo hacía. Paraba, lloraba, dormía tres horas y me volvía a levantar para seguir escribiendo.

Busqué en Google los pasos principales para escribir un libro y ahí descubrí que podía grabar mis pensamientos antes de plasmarlos en papel, una herramienta que me venía como anillo al dedo. Así que me fui al RadioShack más cercano y me compré la grabadorcita portátil más económica que había, porque no tenía dinero, y con eso pude ir grabando todo lo que se me venía a la mente. No podía creer todo lo que había guardado en el disco duro de mi cerebro. En mi hora de almuerzo en el Pollo Loco me venía una lluvia de ideas y las grababa para no olvidármelas. Y cuando llegaba a la casa, transcribía todo y poco a poco fue tomando forma.

Cuando al fin sentí que estaba bien encaminado con el manuscrito, le escribí a Carlos Fraga, quien había publicado al menos quince libros en ese momento, y le pregunté quién me lo podía editar. Me pasó un contacto en Argentina y empecé a trabajar con esta persona. Yo no tenía dinero, así que hicimos un plan para que yo se lo pudiera pagar en partes.

Aunque al principio quería incluir toda la historia de mi vida, decidí que el enfoque de aquel libro, el verdadero propósito, era ayudar a las personas por medio de mi historia a sanar sus vidas, a transformar su salud y su cuerpo con el mensaje de cómo logré rebajar tanto peso. Por eso ahora, que he descubierto cuán importante es la gordura emocional y cómo se puede asomar en nuestras vidas e instalarse en nuestras almas durante tanto tiempo, tuve que lanzarme a escribir sobre este tema tan fundamental en nuestras vidas. Ahora comprendo que, aparte de la nutrición, el movimiento y los suplementos con ingredientes naturales, la salud emocional es fundamental, la dieta de la felicidad es fundamental para poder adelgazar a ese gordito interior y transformar tu vida para siempre.

En todo caso, de pronto no solo tenía mis trabajos como payaso y en el Pollo Loco, sino que pasaba todos mis ratitos libres trabajando en ese libro, con el editor, con el diseñador gráfico que contraté por Craigslist y me cobró sólo $140 por graficarme el libro. En realidad todo ese proceso fue un regalo de Dios. En vez de nadar en tristeza y depresión por todo lo malo que me había pasado, al volver al silencio de mi casita al final del día prendía la computadora y volcaba mi energía en crear ese libro. Comencé a transformarme de víctima a victorioso. Al sacar todas estas emociones del alma, al iluminar la oscuridad de mi gordura emocional y finalmente comprenderla, supe que tenía que compartir mi historia para ayudar a las demás personas que estuvieran pasando por procesos similares. Quería hacerles saber que no estaban solos, ya que una de las cosas que más sufrí yo fue esa sensación de vacío y desamparo total.

Pasé semanas y semanas concentrado en mi libro. Ya habiéndome mudado a Miami, con la telenovela *Eva Luna* encaminada, cuando salí a promocionarla en los medios me di cuenta de que ese era el momento ideal para publicar mi libro y aprovechar la cobertura mediática. Imprimí unas quince copias en Amazon.com con el diseño que me había costado $140 —que había logrado pagar vendiendo mi iPod— en donde la resolución de la foto no era la mejor, pero eso era lo que tenía a mi disposición, así que me las arreglé como pude. Luego armé un blog con Wordpress para promocionarlo en el que incluí, gracias a la ayuda de un amigo, un enlace con el carrito de compra para que la gente pudiese comprar el libro en Amazon .com.

Entretanto, recibí una llamada para invitarme al *show* de televisión *Don Franscisco Presenta*. No lo podía creer. Siendo alguien que siempre había querido trabajar en la televisión, aparecer en el programa de Don Francisco para mí era llegar al nivel más alto en el mundo de la televisión. Fue un sueño hecho realidad. Es más, cuando veíamos el *show* en mi casa en Maturín, recuerdo que todos sabíamos que si alguien aparecía en ese programa era porque realmente ya había alcanzado el éxito. Era el programa que veíamos semana a semana en familia en mi adolescencia.

Cuando por fin llegó el día y me senté al lado de Don Francisco, estaba súper emocionado, pero a su vez tranquilo. Hablé de la telenovela, como debía hacer para promocionarla, pero también llevé mi libro. Fue la primera vez que hablaba públicamente de mi historia de gordo. Fue un momento muy gratificante e importante en mi vida. Hace poco volví a ver el clip de ese programa y la verdad es que me sorprendió la forma en que hablé del tema de mi gordura. Lo expliqué todo con tanta claridad y naturalidad, que era evidente que mi vocación estaba ahí. Y como decía el Chavo, sin querer queriendo la ambición estaba ahí, estaba en mi salsa, había dado en la tecla; ese fue el comienzo de lo que se transformaría en el propósito de mi vida.

Entré a mi casa esa noche flotando en una nube de felicidad. Me sentía realizado, completo. Enseguida llamé a mis padres para compartir mi alegría: "¿Me viste, papi? ¿Me viste, mami? ¿Están orgullosos?". Fue un momento glorioso. Cuando colgué con ellos y fui a mi cuenta de Amazon.com, ¡me encontré con más de 2.700 copias vendidas de mi libro! Lo que había comenzado a escribir en medio de una de las crisis más grandes de mi vida adulta, ahora estaba realmente llegándoles a las personas a quienes había soñado con ayudar. Fue el primer momento que sentí que estaba descubriendo mi misión en esta Tierra, que ahí había algo para explorar que todavía nadie había hecho con nuestra comunidad latina. Estaba claro que mi querida gente hispana estaba hambrienta por más información con respecto a este tema y yo estaba encantado con la idea de poder dárselo. Era la semilla de aquella solución de dieta que poco a poco estaba brotando en mi mente y en mi corazón.

Después de esa entrevista me di cuenta del poder de nuestra historia personal, del poder de nuestra verdad, del poder de nuestras experiencias. El único comentario que recibía en la calle era: "¡Oye, Chabán! Gracias por contar tu historia. Yo pasé por lo mismo, mi hijo está pasando por lo mismo, mi esposa sufre lo mismo con el peso", "Chabán, eres el ángel de los gorditos", "Tú eres el gordito que bajó de peso, ¿no?". El hecho de abrir mi corazón y confesar mi realidad ante el mundo me había dado la oportunidad de conectar directamente con mi gente. También estaba conectando con los medios de comunicación desde otra perspectiva. Ahora en las entrevistas, en vez de preguntarme solo por la novela, se querían concentrar en mi historia personal, querían fotos, querían saber más sobre lo que había vivido. Y encima, justo estaba a la venta la edición de la revista *People en Español* de Los 50 Más Bellos, donde yo estaba como uno de ellos, cosa que creaba un contraste aún más impactante con mi historia de gordito.

Fue una experiencia tan positiva que pensé: *¿Qué puedo hacer para seguir ayudando e inspirando a toda esta gente que, como yo, quiere transformar su vida y no sabe cómo?* Se me volvió en mi nueva labor, mi nueva meta. Mi enfoque y energía de pronto se dirigieron a una tarea que me llenaba de satisfacción y alegría. Sentí que estaba pasando de ser un actor con un libro a ser un motivador con un propósito y una misión de vida claros y específicos. Ya no tenía que ver con mi ego, ahora la pregunta clave era cómo puedo servir, cómo puedo compartir y ayudar a los demás. Le daba las gracias a Dios, porque yo solo era un canal, y por medio de mí y mi historia estaba impactando la vida de las personas a mi alrededor. Mi historia de vida se estaba convirtiendo en una esperanza. El libro *De gordo a galán* me abrió la puerta para transformarme en motivador, y con la ayuda de ese libro y la recepción tan positiva de la gente encontré mi verdadero camino. Ese gordito me hizo encontrar mi destino.

LA VIDA RECOMPENSA LA ACCIÓN

La acción nos lleva a transformar lo invisible en visible. Las cosas no nos caen del cielo. Sin acción no se logra nada. Yo aparté sábados en la noche para trabajar en este libro. A menudo decido no salir de fiesta con amigos los fines de semana porque si no sé que al día siguiente no estaría en condiciones para ejercitar, leer, escribir. Son todas decisiones conscientes, acciones que me acercan a lograr cada una de mis metas a corto, mediano y largo plazo. Estoy enfocado y por eso obtengo lo que obtengo. A menudo escucho a la gente terminar sus frases con "si Dios quiere". Tengo mucha fe en Dios y sé que, al final del día, se hará lo que sea Su voluntad porque Él sabe lo que más nos conviene. Pero también sé que Él no podrá hacer nada por nosotros si nosotros no hacemos nada por nosotros mismos. El "si Dios quiere" solo no nos va a traer lo que queremos. Todo requiere esfuerzo, acción, voluntad, perseverancia. Insisto en darle hincapié a la perseverancia, porque empezar algo es más fácil que seguirlo. La perseverancia y la continuidad en lo que haces es una parte esencial de lo que te lleva a ganar.

> *La acción nos lleva a transformar*
> *lo invisible en visible.*

La gente se compara conmigo en muchos ámbitos y me dice: "Pero oye, tú sí que has logrado cosas" o "Oye, ¿cómo hiciste para que tu compañía creciera tanto en tan poco tiempo? Guau", "Chabán, tú llegaste a este país sin hablar inglés y ahora mírate cumpliendo el sueño americano", "Chabán, te has mantenido delgado por muchos años, ¡eso sí es suerte!". Amigos, les puedo solo decir que nada de esto lo he podido lograr por arte de magia; es por la acción, el esfuerzo, la perseverancia y la paciencia que les dedico día a día a mi trabajo y vida. Dios premia el trabajo. Lo logré porque me he sacrificado, porque me despierto a las 3:30 de la mañana para ir a trabajar, porque después de mi mañana de trabajo en *Despierta América* me voy a mi oficina de Yes You Can! para continuar mi día laboral por la tarde, porque como no me alcanza el tiempo en la semana, el fin de semana lo uso para dedicarme a otros aspectos de mi trabajo, como este libro, mis conferencias, los nuevos productos de Yes You Can!, mientras otros que quizás también tienen deseos están de fiesta. Nada malo con ir a fiestas, pero para salir adelante y lograr tus objetivos te tienes que comprometer, dedicar y esforzar.

Es más, si no estás dispuesto a pagar el precio, sacrificarte para cumplir tu meta, entonces cámbiala a una que no te requiera tanto sacrificio. Será quizás menos ambiciosa, quizás no logres lo que realmente deseas, pero si no estás dispuesto a pasar por todas las condiciones que te toca vivir para cumplir tus sueños, no lo vas a lograr. El éxito en la vida no se mide por lo que logras sino por los obstáculos que superas. Recuérdate que el éxito sólo ocurre cuando tus sueños son más grandes que tus excusas. Crear hábitos sanos y duraderos y alcanzar tus metas no es un camino fácil, pero los beneficios lo valen porque son cambios que te ayudarán en todas las áreas de tu vida.

Sentir miedo es inevitable. De hecho, nuestra mente, que tiene más de dos mil años, está entrenada a sentir miedo porque está diseñada para sobrevivir y protegerse del dolor. Si lo que sufres es miedo, entonces tienes que enfrentar ese miedo y darle luz verde a tu mente, cuerpo y alma para seguir adelante y atravesarlo, encontrando al final la felicidad. Si lo que sufres es ira o si eres una persona muy explosiva, entonces detente a pensar antes de reaccionar. Tomar acción, como lo he dicho anteriormente una y otra vez, requiere voluntad, paciencia y perseverancia. Si te da un mega antojo a las cuatro de la tarde de un Frappuccino, reemplázalo con algo saludable, como un batido de proteína. También intenta conectarte con tu gordito interior y fíjate si ese antojo es por verdadera hambre o apetito; pregúntate si es por alguna emoción en particular. Si es porque estás estresado o ansioso por algo, entonces intenta distraer tu mente y reenfocarte en tu compromiso. Relee tus metas, repite tu afirmación, mira tu tablero de visualización. A veces también es por aburrimiento, entonces enfócate en algo que te apasiona. Verás que si te pones a hacer algo que te encanta, las horas vuelan y de pronto te olvidas de ese y cualquier otro antojo.

En vez de permitir que tu gordito interior te haga pensar en la receta de lo que quieres comer, como un tres leches o un flan o unos nachos con queso, intenta recuperar el control de esa conversación interna y reenfoca tu mente en algo positivo, algo que te encante hacer; reorienta tus pensamientos y haz otra cosa que te distraiga de aquel antojo. Visualiza cómo te quieres ver cuando logres vencer ese antojo y bajes esas libras que tanto obstaculizan el vivir tu sueño personal. Es muy probable que al cabo de unos minutos se te haya olvidado. Recuerda, la idea es seguir reemplazando todos tus comportamientos negativos con comportamientos positivos hasta que se conviertan en un hábito sano. Y sigue practicándolo hasta que se transforme en la nueva norma duradera en tu vida.

Ahora cuando estoy bajo circunstancias de estrés, ansiedad o dolor, encuentro que es cuando mejor me alimento. Es como un reto; quiero verme aún mejor. Si termino una relación, en vez de correr al refrigerador y comerme todo, corro a la bicicleta y desahogo ese estrés haciendo algo que me sume. Sin embargo, llegar a este punto en el que ya no me echo en la cama a llorar y comer descontroladamente me llevó mucho tiempo. Fue una decisión consciente que tomé hace muchos años y un acto aprendido en el que comprendí que de ese momento en adelante, en vez de tomar el camino de la víctima debía tomar el camino del victorioso. Pero luego hay que ponerlo en práctica, llevarlo a cabo, no darse por vencido, seguir adelante. Estos 7 pasos han sido mi dieta de la felicidad. Cuando mi vida se encuentra desequilibrada, inestable, siento que poder controlar lo que como y mi salud física me ayuda un montón a reencontrar ese equilibrio.

> *Toma tus decisiones con cuidado,*
> *analízalas con detenimiento, estudia*
> *tu estrategia y luego toma acción.*

Toma tus decisiones con cuidado, analízalas con detenimiento, estudia tu estrategia y luego toma acción. Si quieres llegar del sofá a la puerta, necesitas levantarte y caminar hacia ella. No lo vas a lograr por arte de magia. Así que, por favor, no te quedes sentado esperando que te lluevan logros sin esfuerzo. Ponte de pie y ponte a trabajar para alcanzar los cambios y los sueños que más anhelas. No te autolimites y no te estanques. Yo sé que puedes lograr mucho más de lo que tú crees. Como siempre digo, la intención más la acción son lo que traerá la transformación que tanto deseas. Creo que tienes grandeza dentro de ti y sé que tú tienes el potencial para desempeñarte a un nivel más alto y ganar cualquier batalla, hasta la que parece más difícil. Eres un gladiador, estás hecho a imagen y semejanza de Dios, diseñado para ganar; esa fuerza poderosa y magnífica yace dentro de ti. Dios te dio todo lo que necesitas para ser un ganador. Recuerda, si has llegado hasta aquí, puedes seguir adelante. *Yes You Can!*

Consejos esenciales para transformar tu vida
- Toma tus decisiones con cuidado; analízalas pensando en tus metas, ya que cada una influye en la acción que le sigue.
- Desalienta al enemigo llamado aburrimiento y, en vez de comer, alimenta tu pasión e intereses.
- Aléjate de la gente negativa y rodéate de las personas que te apoyen e inspiren a crear hábitos nuevos y duraderos.
- Toma acción para obtener lo que deseas. Sin acción no hay movimiento.

¡Ponlo en práctica!

TOMA ACCIÓN

Una acción lleva a la otra, por ende tener la fuerza de voluntad de poner tu plan en movimiento, de dar ese primer paso hacia tus metas o de simplemente pedir ayuda es más importante de lo que tú crees. Así que hoy, ahora mismo, te pido que hagas algo para acercarte un poquito más a una de tus metas.

- Si tu meta es comprar una casa, hoy, en vez de comprarte un café en Starbucks, agarra ese dinero y ponlo en un sobre que diga "Ahorro para mi casa".
- Si tu meta es enojarte menos, hoy dile algo bonito a alguien para que te regale una sonrisa.

- Si tu meta es conseguir trabajo, hoy mismo métete en Internet a buscar puestos, trabaja en tu currículum vitae o haz una llamada a alguien que quizás te pueda dar algún consejo.
- Si tu meta es bajar de peso, hoy mismo tira a la basura toda la comida chatarra que tienes en tu casa y ve al supermercado a comprar alimentos más saludables, como verduras, proteínas, frutas.

Aunque a tu objetivo lo percibas como lejano, cada paso que des puede acercarte o alejarte de esa meta. Y cuantos más pasos des en la dirección correcta, más rápido llegarás a alcanzarla. Así que felicítate por la acción que has tomado hoy para acercarte a tu meta, y mañana hazlo de nuevo. Si has llegado hasta aquí, puedes seguir adelante. ¡Confío en ti y en lo grande que eres!

María José Escalante

Soy María José Escalante, nací en El Salvador y a los siete años ya era obesa y sufría de colesterol alto. Al mudarme a Estados Unidos comencé a engordar aún más. Toda mi adolescencia me veía frente al espejo y me daba asco, me agarraba mi estomago y decía: "Tú me haces infeliz, te odio". Mi mamá me veía desesperada llorando y me llevaba a comer helado para curarme las tristezas. Todo el mundo a mi alrededor me decía: "Tú nunca vas a rebajar porque eres de hueso grande y contextura gruesa".

Traté de suicidarme dos veces tomando pastillas para dormir porque no quería vivir más esta pesadilla que me llevó a pesar 221 libras. La depresión y la soledad me llevaban a comer más y más y más… no podía parar de calmar mis emociones con la comida.

Un día mi mamá me habló de la dieta de Alejandro Chabán y le dije: "Eso es pura mentira; ellas no son gordas de nacimiento como yo". Después de mucho tiempo me convencí y decidí comenzar el plan de dieta Yes You Can!.

Comencé a amar los vegetales que me recomendaba la guía y a elegir mejor mis carbohidratos. En ocho meses he bajado 60 libras. Pasé de talla XXL a talla M. Me ha cambiado la vida ahora a mis veintitrés años; ¡sé que Dios tiene un propósito para mi vida y que estaba destinada para contagiar a otros con mi optimismo y a inspirarlos con mi historia! Ahora soy feliz. Yes I Can!

HISTORIA DE ÉXITO

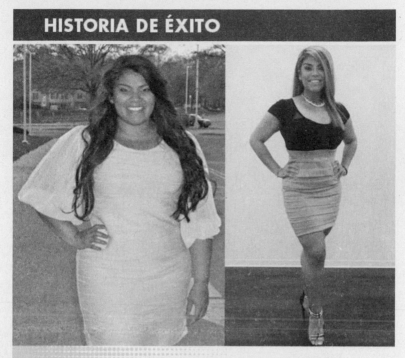

MARÍA JOSÉ ESCALANTE bajó **60* lbs**

CONSEJO DE MARÍA JOSÉ: *Lo que me ayudó a lograr este cambio fue guardar mi ropa de talla grande para no olvidarme de dónde vengo, lo que he luchado por llegar a este peso, cómo me siento hoy y a dónde no quiero regresar.*

*Los resultados no están garantizados y cambiarán según la dieta, el ejercicio, el metabolismo y la composición genética.

DIEZ

Paso 7: Enfócate en el presente

TE FELICITO! ¡HAS llegado al último de los 7 pasos para sanar tu alma! ¡Qué alegría tenerte aquí leyendo este último capítulo y empapándote de todos estos consejos. Espero que toda esta experiencia te ayude a sanarte por dentro y por fuera como tú te lo mereces. Ahora, ¡manos a la obra!

Te quiero confesar algo: este último paso que estamos por abordar es el que yo mismo sigo trabajando hoy en día, el que a veces más me cuesta, el que a veces olvido. No es porque no comprenda su importancia, sino porque por momentos mis ganas de llegar a mi destino sobrepasan la necesidad fundamental de disfrutar, agradecer y vivir en el presente. Muchos vivimos tan enfocados en nuestras metas y en lograrlas que nos olvidamos de disfrutar del camino.

> *La depresión es un exceso de pasado.*
> *La ansiedad es un exceso de futuro.*
> *La paz es vivir en el presente.*

El hoy es un regalo de Dios, por eso se llama *presente*. Es el lugar en el que podemos soñar y accionar, el momento en que podemos agradecer todo lo que vino y lo que vendrá. La clave es encontrar el equilibrio necesario para no dejarnos llevar ni por el pasado ni por el futuro. Hace poco leí una frase en un *meme* que anda dando vueltas por las redes sociales que creo resume perfectamente este último paso que estamos por explorar: *La depresión es un exceso de pasado. La ansiedad es un exceso de futuro. La paz es vivir en el presente.* No podría ser más acertado. Y eso es lo que quiero para ti, para mí, para todos: que vivamos en paz y armonía, luchando por nuestros sueños y disfrutando con alegría el camino.

NO PERMITAS QUE EL FUTURO Y EL PASADO DOMINEN TU VIDA

¿Por qué se dice que las cosas llegan cuando menos las deseas? Porque al esperarlas vives en el futuro, creas expectativas y eso te desconecta de la realidad del presente. No se trata de no ser proactivos y tomar acción, trabajando por lo que tanto queremos. Haz tu trabajo, valora el hoy y déjale el resto a Dios. Vive y agradece tu AHORA. No te aferres a tu pasado, a lo que no sucedió. Vive y agradece tu AHORA.

Enfocarte en el pasado y en el futuro permite que estos tomen total control de tu vida y te alejen de la maravilla del presente. El pasado te jala para atrás, te vuelve víctima de tus circunstancias, te hace recordar lo que fue o lo que no sucedió y piensas, "Ay, pobre de mí", "Si tan solo hubiese…" cada vez que te pasa algo. Tienes que alivianar ese peso que cargas en tu alma, soltarlo, dejarlo ir y, en el proceso, tener en claro una cosa fundamental: el pasado sólo sirvió para convertirte en quien eres hoy. Está y estará siempre en tu vida, en tus aprendizajes, en tus lecciones. Recuerda, quizás hay cosas que no puedes cambiar de tu pasado, pero siempre tendrás la oportunidad de hacer algo mejor en tu presente para mejorar tu futuro. Es una parte importante de quién eres hoy; no debes negar su existencia porque la realidad es que no la puedes borrar.

> *Quizás hay cosas que no puedes cambiar*
> *de tu pasado, pero siempre tendrás*
> *la oportunidad de hacer algo mejor*
> *en tu presente para mejorar tu futuro.*

Si borras los errores del pasado, estarás borrando toda la sabiduría de tu presente. Lo que tienes que hacer es verlo, aceptarlo y perdonarlo. Como dice el gran Paulo Coelho: "Perdonar tu pasado es darle una oportunidad a tu futuro". Tu futuro lo creas en el presente. Todo es cuestión de equilibrio y de cómo decides manejar tu historia en tu presente. Si constantemente te estás refiriendo al pasado, ligándolo a absolutamente todo lo que haces en el presente, no podrás avanzar. Permanecerás anclado en el ayer sin poder ver y disfrutar el hoy. La clave para manejar tu pasado es darte cuenta de que lo ocurrido no fue necesariamente tu culpa, que las circunstancias de la vida también jugaron un papel importante en lo que te pasó. Tienes que comprender que hay cosas que tú no podías controlar, que estaban fuera de tus manos, pero sí puedes tomar responsabilidad por cómo te sientes con respecto a eso hoy; puedes cambiarle el significado a tu pasado.

Hace un tiempo tuve un encuentro que me transportó al pasado, me hizo revivir muchas emociones y también me hizo dar cuenta de la pérdida de tiempo que puede ser quedarse colgado en los eventos que transcurrieron en el ayer. Es todo un tema de perspectivas. Había viajado a Puerto Rico a hacer el lanzamiento de los productos Yes You Can!. Al terminar, se me acercó un muchacho del público diciendo: "Chabán, Chabán, hola, ¡soy yo!". Era un hombre más o menos de mi edad, con sobrepeso y pelón. Al principio la verdad que no lo reconocí, hasta que me saludó de cerca y me dijo su nombre. Se me detuvo el corazón. Resultó ser un compañero de colegio de Maturín, uno de los que más se burlaba de mí, uno de los que más me hizo sufrir por sus palabras. Ese muchachito flaco y alto que me había hecho los días insoportables ahora estaba parado frente a mí, saludándome como si nada. No lo podía creer.

Lo saludé con un tsunami de emociones encontradas, pensando: *Será que le escupo y lo golpeo por todo lo que se burló de mí.* No lo hice, pero honestamente me dieron ganas. Hablamos un poquito más y me explicó que había ido personalmente al evento para poder hablar conmigo y pedirme consejos para rebajar de peso. ¿Este tipo que me había hecho la vida imposible cuando era gordito ahora estaba ahí pidiéndome ayuda? Seguía atónito con la situación, pero la aproveché para decirle:

—Claro, me encantaría ir a almorzar contigo porque tenemos mucho de qué hablar. Tú me hiciste tanto daño que me gustaría la oportunidad de poder sentarme contigo y sanar esas heridas.

—¿Yo te hice daño? —me contestó, incrédulo.

No comprendí su sorpresa, pero a la vez me pareció una reacción honesta, así que me despedí de mi equipo y nos fuimos a almorzar. Cuando nos sentamos le dije:

—Para mí es muy importante este almuerzo porque creo que van a salir muchas cosas y para mí es importante poder cerrar este ciclo —continué hablando y compartiendo con él mi experiencia en el colegio—. Muchas de las veces en las que yo más sufrí y lloré en aquella época fueron porque tú te habías burlado de mí, porque me decías nombres, porque me gritabas "Arepa con todo"… y no tienes idea del daño que me hizo.

No sabía qué me iba a decir, no sabía qué esperar de este encuentro, pero sabía que tenía que expresarme y de una vez por todas sacarme este dolor y angustia de encima. Sin embargo, jamás me imaginé que recibiría la respuesta que me dio ese día.

—Perdóname, chamo, yo no me acuerdo de nada de eso —me dijo, con una cara llena de asombro y humildad y los ojos aguados.

Yo había cargado con este peso, este odio, este dolor todos estos años, y él ni se acordaba. Lo que son las perspectivas. Para él era una broma más que hizo en el día y ni se acordaba del hecho al irse a su casa, ni de que yo existía. Mientras tanto, para mí sus palabras significaban una tortura diaria con la que cargaba hasta mi cuarto, en el cual me encerraba y rompía en llanto a escondidas. Pensaba que él me odiaba y no entendía por qué. No sabía qué le había hecho para que actuara conmigo de esa manera, pero tampoco sabía qué hacer. Si él estaba en la cafetería del colegio, yo no entraba porque sabía que se burlaría de mí; si él estaba en la formación de la clase, yo llegaba tarde para no tener que estar al lado de él. Esta persona jugó un papel increíblemente importante en mi vida y mis decisiones diarias en aquel entonces, y ahora me venía a enterar de que él ni se acordaba de todo eso. Fue una gran lección.

Esa conversación, esa realización, me causó un gran alivio y a la vez muchísima rabia conmigo mismo. No podía creer que me había permitido cargar con todo este dolor y enojo por tantos años, que había dejado de vivir tantos momentos en mi adolescencia por él en vano. Sentí tanta impotencia al darme cuenta de que no se acordaba de todo ese episodio en mi vida. Me pregunté: "Pero ¿por qué le di tanto poder, tanto valor a esto?". Realmente me sentí tan tonto. Sin embargo, también me ayudó muchísimo comprender su lado de la historia. En esa conversación me explicó que en esa época sus padres se estaban divorciando y la cosa no estaba fácil en su casa. Entonces se dio cuenta de que cuanto más molestaba en el colegio, más lograba llamar la atención de su mamá, porque la llamaban para que lo fuese a buscar. Esa era su única manera de tener al menos una conexión breve con ella; entonces lo seguía haciendo porque, como la mayoría de nosotros cuando somos niños y adolescentes, no sabía qué más hacer.

Escuchar sus palabras, su perspectiva, me abrió los ojos y me sirvió como un gran ejemplo de cómo del otro lado también pueden estar pasando un montón de cosas de las que uno no sabe. Muchas veces lo que sufrimos a causa de los demás no es porque nos lo hacen directamente a nosotros para hacernos mal deliberadamente, sino porque ellos a su vez también están sufriendo y viviendo su propia historia personal. Por eso hay tantos casos de niños que se burlan o le pegan a otros que, al indagar en sus casas, nos damos cuenta que es porque a ellos los tratan de esa manera en sus propios hogares. Han aprendido a usar la burla y el golpe como herramientas de comunicación porque nadie en sus vidas les ha enseñado lo contrario. Comprendí tanto ese día; al final fue un encuentro tan bonito. Una conversación que al principio pensé tendría como resultado hacer las paces con él, al final me llevó a hacer las paces conmigo mismo.

Ahora te toca a ti. Ahora tienes que decidir si quieres seguir siendo víctima de tu pasado o quieres volverte victorioso en tu presente. Está en tus manos tomarte el tiempo necesario para observar lo que te ha ocurrido, lo que te ha causado ese sobrepeso emocional. Quiero que comprendas que no es algo que tú elegiste, pero que de todas maneras te pasó. Ahora la decisión de tomar responsabilidad por cómo te sientes con respecto a eso que te sucedió es sólo tuya: puedes quedarte estancado en ese momento de tu vida para siempre como mártir, diciendo "pobre de mí", o puedes convertir ese dolor en algo que te impulse a aprender de esa experiencia para seguir adelante con todo lo que te queda por vivir. Úsalo a tu favor. Pregúntate:

- ¿Qué es lo positivo de lo vivido anteriormente?
- ¿Qué puedo sacar y utilizar de aquellas experiencias dolorosas para seguir evolucionando hoy?
- ¿Para qué me sirven?

Ahora haz el siguiente ejercicio para comenzar a liberarte de ese pasado que te atormenta y así poder enfocarte en el presente.

¡Ponlo en práctica!

APRENDE A PERDONAR

¿Hay alguien de tu pasado que todavía te acosa en tus recuerdos? ¿Hay alguien que atormente tus pensamientos? ¿Hay alguien del pasado que aún logra afectar tu presente, que te hace sentir rabia, tristeza o frustración al recordarlo, que te hace sentir que lo que te pasa hoy en parte es culpa de él o ella y lo que te hicieron en el ayer? Bueno, hoy quiero que aprendas a perdonar a esa persona. ¿Cómo?

- *Escríbele.* Toma un papel y una pluma o abre un documento en tu computadora. Comienza con "Querido/a" y su nombre, y escríbele una carta a esa persona.
- *Exprésate.* Descríbele lo que sientes y lo que te hizo sentir. Explícale cómo aquellas experiencias te afectan hoy en día. Quítate las ganas de decirle todo lo que nunca antes te habías animado a decirle, todo lo que alguna vez ensayaste en tu mente pero jamás lo expresaste.
- *Perdónala.* Una vez que te hayas expresado honestamente y hayas logrado decir todo lo que venías guardando durante todo este tiempo, perdona a esa persona. Si quieres explicarle todo lo que le perdonas, bienvenido sea, pero también un simple "Te perdono" en tu puño y letra será suficiente.

La intención de esta carta es que te liberes de esa carga, de ese dolor, de esa persona que ya no debería atormentarte más porque ya no está en tu presente. Si es alguien con quien aún tienes contacto, puedes enviarle la carta o puedes intentar compartir un café y hablar sinceramente con esa persona, pero esto no es necesario. Con el simple hecho de escribir y vomitar toda esta carga en una página, verás que sentirás un gran alivio. Repite "Te perdono" una, dos, tres o cuantas veces te haga falta hasta que realmente sientas esas palabras en tu alma y finalmente te sientas más liviano y libre. ¡Te felicito! No es un ejercicio fácil, pero es increíblemente sanador.

Vivir en el pasado, lamentando todo lo que alguna vez tuviste y ya no está, te va a causar mucha tristeza, y esa tristeza se puede volver en una depresión. Y vivir en el futuro te puede causar no solo mucha ansiedad y estrés, sino también mucho miedo. Miedo a lo que vendrá, miedo a lo desconocido, miedo al éxito. Si nos liberamos del pasado pero vamos al otro extremo y solo nos enfocamos en el futuro, eso también se nos transformará en un comportamiento tóxico. Vivir enfocados en un tiempo que no podemos controlar, que no sabemos cómo será hasta que llegue, tampoco nos va a servir de nada porque no hay nada que podamos hacer al respecto. Por eso la clave del equilibrio está en el presente.

> *No dejes que los fantasmas del pasado*
> *y los miedos del futuro controlen tu vida.*

No dejes que los fantasmas del pasado y los miedos del futuro controlen tu vida. Déjalos ser y vive el aquí y ahora. Enfócate en tu presente, ahí es donde debes volcar tu energía, tu luz. La vida consiste en vivir el hoy con pasión y entusiasmo.

Aprécialo y gózalo. Como bien dice el dicho: "Pasado pisado, presente de frente, futuro sin apuro".

LAS TRES P: VIVE EN EL *PRESENTE* CON *PACIENCIA* Y *PERSEVERANCIA*

Lo que no te mata, te fortalece. No dejes que los miedos del pasado y las ansiedades del futuro arruinen tu presente, porque lo único seguro que tenemos es el nacimiento, la muerte y este instante, el hoy, este momento.

Como te mencioné a comienzos de este capítulo, yo sigo trabajando en este último paso. Intento desconectarme de lo que pasó y de lo que pasará y enfocarme en lo que está pasando ahora. Precisamente en esta era del Instagram, y Snapchat, Facebook, Twitter, nos la pasamos mirando a ver quién está más feliz que nosotros, o cómo vamos a impresionar a nuestros amigos y ex parejas para hacerles saber que estamos felices sin ellos. ¿Me vas a decir que no has estado acostado en la cama un viernes por la noche, sin planes, sin nadie que te llame y has dicho, "Voy a postear esta foto del otro día que todavía no publiqué para que mis amigos o mi ex me vean feliz y les de coco"? Bueno, ¡yo sí lo he hecho! ¡Jaja! Por otro lado, muchas veces estoy en un lugar y ya estoy pensando en la siguiente reunión, la siguiente cita, el siguiente proyecto. O alcanzo mi meta y en vez de celebrar el momento, ya estoy pensando en la próxima. Me toca hacer un esfuerzo consciente y frenarme cuando me encuentro haciendo esto. Me digo: "Espérate, Alejandro, ya va. Disfruta de este momento, del ahora, porque este instante no va a volver a ocurrir". A muchos de nosotros, en especial a los que somos inmigrantes, nos cuesta mucho enfocarnos en el presente porque vivimos extrañando nuestro país de origen, pensando en la nostalgia de lo que fue y la familia que quedó allá y estamos preocupados por lo que vendrá, cuándo nos saldrán los papeles, cuándo conseguiremos el trabajo que nos permitirá enviarles dinero a nuestros seres queridos. Al ocupar nuestras mentes en todo esto, sin darnos cuenta, ¡zas!, nos olvidamos del presente. Del aquí y ahora.

Está bien querer salir adelante, está bien querer ayudar. Pero para lograr ambas cosas, tienes que concentrarte en el presente, en cómo tomar lo que te está pasando ahora y aplicarlo al máximo en las metas cortas, las que tienes que cumplir día a día, las medianas y las de largo plazo. No todo es trabajo arduo. Si solo miramos hacia el pasado o el futuro, nos perdemos de *disfrutar* del presente. Sí, este momento que tenemos ahora no solo es para trabajar y sudar, sino también para disfrutar y gozar. Tenemos que agradecerle a Dios que nos está regalando otro día en este mundo y lo debemos aprovechar, no solo trabajando, sino gozando de este camino maravilloso que nos toca atravesar.

Entonces, sí, hoy tomemos acción para que mañana nos salgan los papeles o nos consigamos el trabajo de nuestros sueños, pero no olvidemos celebrar que estamos vivos, y de valorar el tiempo con nuestras familias, nuestros amigos, nuestros maestros. No olvidemos reconocer las señales que el Universo nos proporciona; cada persona, cada situación es algo que te acerca a tu sueño. Todo va de la mano.

Tiene que haber mucha fuerza de voluntad, mucho compromiso para que podamos trabajar hoy por lo que va a suceder en cinco o diez años, porque la realidad es que la mayoría en algún momento dado nos impacientamos. Queremos el resultado inmediato. Queremos trabajar hoy y hoy mismo ver los frutos de nuestros esfuerzos, o queremos que todo lo demás funcione sin darnos cuenta de que todo empieza por nosotros mismos. Todos queremos o en algún momento quisimos bajar esas libritas de más, y vamos al baño donde está la balanza y nos aseguramos de no haber comido nada antes para que la balanza no nos diga que pesamos más. Pero cuando ves que igual está por encima te enojas, entonces vas a comprar la faja de moda que te recomendó tu comadre. La usas todos los días, y al final de una semana te vuelves a pesar y te das cuenta de que eso no solucionó el problema porque aumentaste cuatro libras más. Te frustras y crees que la faja no funcionó, entonces a media noche estás sin poder dormir por tantas preocupaciones, y miras ese comercial de ejercicios que dice que en solo días obtendrás las pompas de tus sueños, y a escondida de tu marido lo compras. Lo usas antes de que lleguen todos del trabajo para que no se rían de ti, pasas dos semanas sudando y muerta de cansancio, te subes a la balanza con grandes esperanzas y te enfureces porque estás igual. No subiste, cosa que es buena, pero no bajaste todo lo que pensabas que bajarías. Entonces entras a tu página de Facebook y ves que hay un plan de dieta que miles de personas están usando y decides llamar. Platicas con un Yes You Can! Diet Coach, ordenas el paquete, te llega, pero decides hacerlo a tu manera. No lees la guía nutricional porque es muy larga y tú sabes cómo seguir una dieta. Comienzas a seguirla al pie de la letra según tu criterio, vas al bautizo de tu sobrino el fin de semana y comes y bebes de todo, y a la semana, cuando te pesas, notas que solo bajaste una libra. ¿Qué pasa? Comienzas a decir que el Yes You Can! no te funcionó. ¿Te has dado cuenta el factor común en todo esto? No es ni la faja, ni el video de ejercicio, ni el plan de dieta. ¡Eres tú!

Eres tú quien no toma responsabilidad de realmente asumir el compromiso y seguir los pasos, pensando que todo lo demás tiene que actuar por ti. Por eso es tan importante tener el enfoque, ser paciente, pero también perseverante y persistente. Todo fruto tiene su proceso de crecimiento y maduración. Esa plantita que estás sembrando hoy, luego la tienes que regar regularmente, con trabajo diario, y tienes que tener serenidad, ya que no va a brotar cuando tú quieras, en el tiempo que tú pienses que debe ser. Va a florecer, a dar frutos, cuando las condiciones del clima se lo permitan. Tienen que pasar las cuatro estaciones para que la rosa florezca, y esa misma rosa en algún momento morirá y dará lugar para nuevos brotes y nuevas flores. De la misma manera que tus metas, al ser logradas, darán lugar a nuevas metas y sueños. Es todo un ciclo que debemos comprender, respetar y aceptar.

Tenemos que continuar trabajando en lo que podemos mejorar, tomar conciencia de lo que no nos hace bien y sanarlo, encontrar el balance, conocerlo, para así poder tenerlo como referencia cuando la vida nos pone piedras en el camino y nos tumba para un costado o para el otro. No son las circunstancias; *eres tú*. Siempre vamos a tener momentos de desequilibrio en nuestras vidas, momentos de dolor, de tristeza, de frustración, de rabia, donde todo se siente fuera de control. La clave es aprender a tomar conciencia de ese momento, analizar la situación, aprender *para qué* te toca vivir eso y enfocarte en el presente. El camino quizás sea largo, así que disfrutemos la vista. Apreciemos lo que tenemos alrededor. El pasado es muy útil sólo cuando puede enseñarnos algo acerca del presente. El presente es lo que cuenta.

HAZ LAS PACES CON TU GORDITO INTERIOR

Antes, me vivía comparando con mis colegas y amigos y preguntándoles cómo hacían para comer tanto e igual tener los abdominales marcados y no subir de peso. Quería ser como ellos. Vivía en mi futuro. No entendía o comprendía en aquel entonces por qué mi gordito había nacido así y a mí me había tocado cargar con ese gran equipaje. Vivía en mi pasado. Esa gran inquietud en realidad partía de mi gordura emocional. Todavía no había aprendido a aceptar a mi gordito interior, a perdonarlo, a quererlo y a hacer las paces con él, vivir mi presente. Todavía lo estaba culpando por todo lo que me había hecho sufrir. Todavía era una víctima de las circunstancias y de todo aquello que me pasaba. No había asumido responsabilidad. Con el tiempo, me fui dando cuenta de que todos tenemos miedos por enfrentar y dolores por sanar.

Mi gordito interior de vez en cuando aún explota como un volcán al sentir que le están por hacer daño. Tiene que ver con mi pasado, con no saber cómo manejar una discusión porque esa emoción me lleva a ese dolor de niño, a ese rechazo, a ese abandono, a esa burla, a sentir que tengo que ser perfecto para que me quieran y si no lo logro, si algo no sale como yo quiero, reacciono de manera poco positiva.

Pero hoy en día, cuando me pasa eso, en vez de enojarme con ese lado mío, en vez de autocastigarme y victimizarme y culpar a mi gordito interior, intento entrar en diálogo con esa parte mía para comprender por qué reaccioné así y poder hacer las paces. He aprendido que de nada me sirve enojarme con él. Lo único que hace eso es traerme más problemas. La clave está en perdonar, aceptar, amar y hacer HOY las paces con nuestro gordito interior. Tenemos que aceptar que esa fue la lección que nos tocó aprender en esta vida.

> La clave es en perdonar, aceptar, amar y hacer HOY las paces con nuestro gordito interior.

La próxima vez que te pase algo que consideres malo, que reacciones de una forma que no te gusta, que algo te parezca un ataque personal o injusto contigo, en vez de pensar, *Qué horrible, ¿por qué me pasan estas cosas a mí?*, quiero que lo reemplaces con: *Qué bueno que me haya pasado todo esto porque estoy aprendiendo y creciendo con cada una de estas experiencias difíciles de la vida.* Frente a cada situación que no te guste, en vez de preguntarte, "¿Qué hay de malo?" (*What's wrong?*), pregúntate: "¿Qué hay de bueno?" (*What's great?*).

CÓMO TERMINÉ DE LLEGAR A MI HOY

La aceptación de cada uno de ustedes de mi historia personal me conmovió cada célula de mi ser y me cambió la vida. Sentí que fue como un renacer, porque de pronto todo lo veía con otros ojos, desde otra perspectiva. Se me había abierto un camino nuevo que jamás me había imaginado existía. *Revelar y aceptar mi pasado* me ayudó a encontrar ese nuevo propósito de iluminar la vida de las personas a mi alrededor.

A partir de esta nueva puerta que se comenzó a abrir delante de mis ojos, me metí más profundo en el tema, quise desarrollar una solución hecha por latinos para latinos, una opción saludable con valor nutricional que hiciese historia para nuestras generaciones y nuestros hijos. Así fue que fundé y creé mi compañía para ayudar a que la gente no sólo bajara de peso, sino que descubriera un estilo de vida más saludable sin perder el sabor latino. A lo largo de los años había logrado probar la mayoría de las dietas de moda. Ya sabía cuán malas eran, sabía que no me había podido conectar con sus consejos, y sabía que la razón era porque no tenían nada que ver conmigo como hispano, con mis costumbres.

Estudié día y noche, leí libros, enciclopedias, sitios web, blogs, entrevisté a doctores, nutricionistas, entrenadores, gastroenterólogos, estaba en plena búsqueda, tratando de descubrir cuál sería la mejor manera de ayudar a toda la gente que estaba luchando con su salud y su sobrepeso. Luego, en una cartulina en blanco en la sala de mi casa, anoté y pegué todas las cosas que se me vinieron a la mente que yo quería hacer con mi historia para ayudar a los demás. Escribí todo aquello que, como hispano, extraño de mi país y jamás me dieron ninguna de estas dietas de moda, todo aquello que como gordito siempre quise tener y nadie me lo daba. Quería ayudar a personas de todas las edades, de toda razón, todo color, todo acento, porque los gorditos todos nos sentimos igual, no importa de qué país vengamos, todos tenemos el mismo corazón.

Mientras iba maquinando todas estas ideas, me llamaron para participar en *Mira quién baila*, pero yo no quería hacerlo. Les traté de explicar que yo no era bailarín —entre tú y yo, la verdad es que no sabía bailar—. Lo que no mencioné fue el miedo que me daba participar en ese programa. Era verdad, no sabía bailar y no sentía que era la persona adecuada para el programa, pero además, me daba terror exponerme de esa manera. No quería estar en una situación en la que debía hacer algo en lo que no me sentía nada seguro. Resurgió mi gordito interior en ese instante.

Cuando en mi infancia me hubiese tocado aprender a bailar, estaba demasiado gordo, así que nunca lo hice… Siempre que iba a fiestas familiares me quedaba sentado porque me daba vergüenza bailar, o cuando asistía a fiestas con amigos ya de más adulto, me quedaba en la mesa o parado viendo a la gente bailar porque me daba pena no saber o bailar mal y que me vieran. Al final, después de mucho convencimiento y aplicando los pasos que hoy tienes en tus manos me dije, "¡Aviéntate! Suelta el miedo y lánzate al agua". Y lo hice. Dije que sí y comencé los ensayos para *Mira quién baila*, donde tuve el honor de representar a la fundación de la primera dama de la república Michelle Obama y su programa Let's Move, siendo esta la organización benéfica de mi elección para ayudar a los jóvenes a tomar conciencia sobre su salud. Fue una gran oportunidad no solo para vencer mis propios miedos y ganar valor y seguridad, sino también para continuar compartiendo mi historia en público, para continuar llegándoles a más y más hispanos para mejorar su salud y sus vidas. Hasta les llegué a explicar en cámara mis temores con respecto a bailar por no haber aprendido antes por mi gordura.

Esos primeros ensayos, esas primeras veces bailando ante la cámara, me tenían súper nervioso, pero no por lo bien o mal que lo pudiera hacer, sino por lo que dirían los demás. Aparecieron mis inseguridades en el escenario, esas inseguridades y temores que nacieron con mi gordura emocional. Tenía miedo de que se burlaran de mí, que se dieran cuenta de que realmente no bailo; tenía miedo de caerme en medio de una rutina o de que me eliminaran en la primera gala; tenía miedo de fracasar. Me estaba exponiendo a hacer algo que no conocía, que no podía controlar y, si bien decidí atravesar esos miedos, revolvieron mi pasado y regresaron algunos fantasmas que representaban esos dolores e inseguridades que hasta entonces creía haber tenido bajo control.

Además, en todo lo nuevo que enfrentamos aparece nuestra personalidad, y yo soy súper perfeccionista. Entonces, el ensayo terminaba a las cinco de la tarde, pero yo me quedaba ensayando una y otra vez hasta las nueve de la noche. Toda mi vida giraba alrededor de ese programa, alrededor de la meta de no equivocarme. Estaba tan concentrado en el resultado que me olvidé de disfrutar del camino. Es más, uno o dos años más tarde, mientras veía la nueva temporada de *Mira quién baila*, pensé: *Qué tonto, cómo me lo sufrí cuando en realidad era algo divertido para gozar y reír y caerme y no preocuparme tanto.*

Es que yo de gordito lo único que tenía a mi favor era lo intelectual. Siempre me decían, "Guau, Chabán, qué inteligente eres", mientras que los demás eran divertidos, *cool* y guapos. Entonces, en ese programa, dejé que mi mente tomara el control, le di las riendas a mi intelecto, cuando tendría que haber sido algo menos pensado y más disfrutado por lo que era. Es más, hace poco, Alicia Miracles, mi guía de programación neurolingüística, me señaló una cosa que me hizo recapacitar mucho. Me dijo que me escuchaba decir mucho que yo era "capaz", pero no mencionaba la frase "yo merezco". Al señalarme esto, me explicó que la capacidad se vincula a la razón, a lo intelectual, mientras que el merecimiento es otra cosa. El merecimiento es sentir que nosotros realmente valemos lo suficiente para que lo que deseamos esté en nuestras vidas. Cuánta razón tenía. Yo nunca había sentido que me había merecido las cosas, pero siempre he tenido claro que tengo la capacidad para lograrlas. Era una gran disyuntiva entre mi mente y mi alma.

Toda esa experiencia, más las palabras de Alicia, hacen hincapié en lo importante que es disfrutar del camino y sentir que lo merecemos. Sí, tenemos que seguir enfocados en nuestra intención, pero no dejar que eso controle el placer del ahora. Porque si no nos permitimos sentir placer en el proceso que estamos atravesando, este se vuelve un camino doloroso, pesado, un viaje en el que en vez de ir deshaciéndote del exceso de equipaje, terminas cargando con más y el peso emocional sigue siendo el mismo.

> *Tenemos que aprender a fluir y a bailar con las cosas que nos suceden en la vida.*

Tenemos que aprender a fluir y a bailar con las cosas que nos suceden en la vida. Y, ojo, a veces nos vamos a caer, a veces no nos van a salir como nos hubiese gustado, pero cuando eso ocurra, simplemente nos toca levantarnos, aprender de la experiencia y seguir adelante. Tenemos que saber perdonarnos. Todos nos equivocamos; no por eso debemos castigarnos el resto de nuestras vidas. Debemos perdonar al gordito interior, perdonar los errores que hemos cometido, aprender de lo vivido y seguir caminando hacia delante con una sonrisa.

Al final, en *Mira quién baila* quedé en cuarto lugar, me lesioné, bailé y me eliminaron. Fue un reto que pude atravesar, que me ayudó a enfrentar y vencer ciertos miedos y que me dejó una lección súper valiosa: tenemos que disfrutar de cada momento en el presente porque una vez que pasa, no hay vuelta atrás.

Mientras tanto, cada día me iba enfocando más y más en mi compañía para brindar una opción de un estilo de vida saludable. Así fue como, poco a poco, fuimos definiendo lo que sería Yes You Can!. Me pasaba el día contestando preguntas clave: "¿Qué es lo que quiero hacer? Si yo fuese gordito otra vez, ¿qué me gustaría tener a mano para ayudarme a adelgazar. ¿Qué me hizo falta?". Así fue como empecé a diseñar mi propio plan de dieta basado en mi propia experiencia.

Muchas personas me apoyaron y creyeron en mí en el camino, otras no tanto, y eso fue una valiosa lección que no me esperaba de todo este proceso. Tener personas que te apoyen en tu camino hacia la felicidad es algo que te llena de fuerza cuando crees que no puedes seguir. Es esencial ese empuje, ese sentido de comunidad de que todos estamos trabajando para lo mismo y vamos hacia el mismo sitio. Por eso también lo incluí en mi plan de dieta Yes You Can! con nuestros Diet Coaches, porque sé lo difícil que se hace cuando no tenemos apoyo en casa o entre nuestros amigos, y sé cuán importante es tener algún tipo de soporte.

> *Tener personas que te apoyen en tu camino hacia la felicidad es algo que te llena de fuerza cuando crees que no puedes seguir.*

Durante todo este proceso de crear esta compañía, muchas veces me desesperaba por todos los obstáculos y quería tirar la toalla. Con cada paso para atrás, me sentía vencido —que la etiqueta estaba mal impresa, que el nombre del sitio web no estaba disponible, que no llegaron los pedidos a tiempo, que la fabricación de la bandita del corazón estaba retrasada, que lo otro—, pero esas son las pruebas que nos pone Dios en el camino que debemos vencer. Ahí es cuando tenemos que luchar más que nunca para salir adelante. Eso es lo que luego te brinda esa sensación de satisfacción y alegría profunda cuando al fin logras llegar a ese destino.

Todas estas experiencias que me ha tocado vivir a lo largo de mis años me han enseñado una y otra vez que las cosas no siempre salen cuando y como queremos. Debemos enfrentarnos a miles de piedras y piedrotas en el camino, pero bien valen la pena el esfuerzo, la perseverancia, la paciencia, porque nos ayudan a aprender y crecer como seres humanos, a saber que cuando amamos y tenemos pasión por un sueño *todo* sacrificio vale la pena.

Hoy, cuando llego al gran edifico donde están las oficinas principales de Yes You Can!, el corazón me late, el cuerpo me vibra, siento que estoy en nuestro templo, en nuestro tesoro de transformación de vidas. Sólo doy gracias a Dios por darme la oportunidad de iluminar y transformar millones de corazones y vidas a través de mi experiencia y mi misión.

AHORA SOLO DEPENDE DE TI

Estoy completamente convencido de que tú puedes lograr el cambio por dentro y por fuera que tanto has deseado. Ya tienes los 7 pasos en tus manos, ya tienes mi historia, las historias de éxito y otras anécdotas como ejemplos inspiradores de qué hacer y qué no; ya tienes toda mi fe en ti… ahora lo único que falta es que tú tengas fe en ti mismo y te animes a atravesar tus miedos para, de una vez por todas, sanar y adelgazar tu cuerpo, mente y alma.

Sé que siguiendo estos pasos vas a lograr destaparte y sanar esa gordura emocional con la que has cargado durante tanto tiempo. Sé que este viaje te llevará hacia un universo sin límites en el cual podrás lograr el cambio físico, mental y emocional que te abrirá el paso para cumplir tus más grandes sueños.

Ahora bien, es importante aclarar que vivir en el presente no quiere decir que, como no sabes qué vendrá mañana, hoy tienes permiso para darte todos los gustos. No te agarres de esta excusa porque no es la idea. El presente, como tus acciones, tus afirmaciones, tus visualizaciones, también debe estar alineado con tus metas. Recuerda que las decisiones que tomes hoy afectarán tu mañana. Enfócate en el presente con una visión al futuro en el que puedas crear nuevas creencias tomando nuevas decisiones informadas.

> *Las decisiones que tomes hoy*
> *afectarán tu mañana.*

Y lo más importante de todo, lo que nunca debes perder de vista en todo este proceso y durante toda tu vida, es LA GRATITUD. Todas las noches, antes de irme a dormir, pienso en las diez cosas por las que estoy agradecido. Agradece todo lo que tienes, todo lo que experimentas, por todos los que te rodean. Agradece estar vivo cada día para poder llevar a cabo todos estos planes y estos sueños. Sin gratitud, no hay meta, afirmación, visualización o acción que valga.

El tesoro más grande que espero hayas podido descubrir a lo largo de este camino es que las herramientas para lograr tu vida soñada se encuentran dentro de ti y empiezan en tu interior. Esa historia que tanto te ha hecho sufrir durante años es tu mayor regalo. Sé que lo podrás lograr. Sé que alcanzarás lo que te propongas. Adelante, enfócate, ¡tú te lo mereces!

Consejos esenciales para transformar tu vida
- No permitas que el futuro y el pasado controlen tu vida.
- Vive en el presente, actuando con paciencia y perseverancia para lograr tus sueños.
- Haz las paces con tu gordito interior. Perdónalo, acéptalo, ámalo.
- Agradece todo lo que tienes en tu vida.
- Enfócate en la maravilla del presente, ten fe y anímate a atravesar tus miedos para por fin lograr el cambio por dentro y por fuera que tanto has deseado.

¡Ponlo en práctica!

TRANSFORMA TU "POR QUÉ" EN "PARA QUÉ"

Para liberarte de las culpas y los dolores del pasado y así tomar responsabilidad de tu futuro y disfrutar el presente, necesitas tomar acción. Si todavía te sigues preguntando *por qué* te ocurrió todo lo que te tocó vivir, lo que te hizo sufrir, tengo malas noticias: sigues anclado en tu pasado. Ese "por qué" que tanto te atormenta no te va a ayudar a salir de tu pasado y llegar al presente. Lo que tienes que hacer, como vimos en el capítulo 2, es reemplazar ese "por qué" con "para qué". ¿Para qué me tocó aprender esa lección? Recuerda: la calidad de tus pensamientos determina la calidad de tus sentimientos y de tus acciones.

Si te preguntas, "¿Por qué soy tan pobre?", tu mente automáticamente te va a responder: "Porque mis padres eran pobres. Porque soy un irresponsable. Porque estoy arruinado. Porque me dejó mi marido. Porque mi ex esposa se llevó todo". Esa pregunta lo único que hace es llenarte de pensamientos y respuestas negativos que lo único que hacen es jalarte para atrás para justificar tus acciones, y te meten en ese rol de víctima en donde la acción no existe.

Ahora, si de pronto cambias la pregunta y dices, "Para qué soy pobre?", eso te hace indagar en cómo aprender de esa situación o circunstancia, y las respuestas reflejarán esto: "Para poder conocer lo que es la pobreza y entenderla. Para poder valorar el momento en que me entre un dinero y no volverme arrogante. Para entender que lo material nunca va a modificar mis valores". Cuando uno pregunta ¿para qué?, encuentra otro tipo de respuestas. "¿Para qué Dios me hizo gordo?". Para que aprendiera esa lección de vida y luego pudiera ayudar a los demás a vencer ese obstáculo. Saca el "por qué" de tu vocabulario ahora mismo y reemplázalo con "para qué" y deja de vivir en el pasado. Es hora de que observes las experiencias del ayer y las uses para aprender cómo utilizarlas a tu favor en el hoy. Si haces mejores preguntas obtendrás respuestas más útiles que te ayudarán a avanzar.

Ludi Ordoñez

Mi nombre es Ludi Ordoñez, tengo veintiocho años y vivo en mi preciosa Guatemala.

Mi niñez fue muy traumática por el alcoholismo de mi padre, que volvía un caos mi hogar. Para alejarme de tantos gritos y violencia solo me quedaba buscar amor y refugio en la comida, golosinas y chocolates. Me protegí en una capa de grasa.

Siempre viví rodeada de burlas y humillaciones en la escuela porque para mis compañeros yo no tenia nombre, era "LA GORDA". Ellos fingían que me iban a abrazar y lo único que querían era reírse en mi cara gritándome que ningunos brazos alcanzaban a rodear toda mis 260 libras.

Siempre me sentí sola, nunca tuve novio en mi juventud y, como si fueran pocas las desgracias en mi vida, el sobrepeso me quitó a una de las personas que mas quería en el mundo: MI HERMANA. Ella murió de un paro respiratorio por su gordura.

Esta situación me llevó a comer más, haciéndome adicta a la comida, dándome asco y rabia a mi misma por ser talla 3XL.

Tomé la decisión de bajar de peso al experimentar la muerte de mi hermana. Fue cuando decidí hacer algo. Cuando conocí la historia de Alejandro Chabán, sentí que no era la única, que había alguien que sufrió como yo por su sobrepeso. Con el plan de dieta Yes You Can! me sentí acompañada día a día por mi nueva familia; descubrí que sí había una luz al final del túnel.

Hoy, después de diez meses, he logrado bajar 120 libras y, mejor aún, mantenerme en mi peso por más de seis meses. Recuperé las ganas de vivir, encontré el amor y soy LA MUJER DE MIS PROPIOS SUEÑOS. Si yo puedo, tú puedes: Yes You Can!

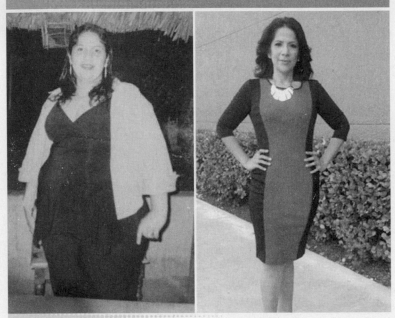

HISTORIA DE ÉXITO

LUDI ORDOÑEZ bajó **120** lbs

CONSEJO DE LUDI: *Lo que me ayudó a lograr este cambio fue la actitud: pensar que sí iba a funcionar y no dejarme convencer por nadie de lo contrario, porque mi familia no me apoyaba. Me decían que no funcionaría y que me iba a enfermar, pero pude demostrarles que SÍ funcionaba. Otra cosa que me ayudó mucho fue planificar las comidas por varios días para no fallar y no poner excusas.*

*Los resultados no están garantizados y cambiarán según la dieta, el ejercicio, el metabolismo y la composición genética.

〈 TERCERA PARTE 〉

¡Adelante, esto es sólo el comienzo!

(ONCE)

De la oscuridad a la luz

EN ESTE LIBRO nos hemos dedicado a explorar las emociones en relación al peso, pero ojo, recuerda que hasta un flaco puede estar gordo emocionalmente. Las emociones que nos pesan son un reflejo de las carencias, los traumas, los dolores, las tristezas que vivimos a través de nuestras vidas, en especial las que experimentamos de niños. El abandono, la pobreza, el abuso, el divorcio, las muertes, los traumas, el hecho de ser de otro país y no sentir que pertenecemos, viviendo con esa sensación de incertidumbre, todo eso se ve reflejado en las decisiones que vamos tomando en el viaje de la vida.

Van cambiando los escenarios a medida que vamos creciendo. Nos mudamos, nos casamos, tenemos familia, nos vamos a otro país, nos graduamos, pasamos de un trabajo a otro, pero si a lo largo de todos esos años no le prestamos atención a nuestras emociones, la gordura emocional continuará creciendo y nos seguirá acompañando como un fiel enemigo. Si pasamos la vida ignorando este exceso de peso en el alma, podremos funcionar, pero seguiremos sintiendo que tenemos demasiadas piedras en el camino para avanzar. Sin embargo, los que estamos poniendo esas piedras en el camino hacia lo que tanto deseamos somos nosotros mismos. Cuando al fin nos damos cuenta de esto, se producirá un alivio tan grande, que es casi inexplicable. De repente te sientes tan liviano que finalmente sabes que ahora sí podrás volar a donde más quieras y alcanzar todas las metas que te propongas.

No es un camino fácil. Toma tiempo, paciencia, perseverancia y mucha fe. Pero es posible y es maravilloso. Cuando lo hayas logrado, celébrate, abrázate, disfruta el momento, el presente. Deja de vivir en el pasado, pero no lo olvides. Ahora que has tomado conciencia de tu gordura emocional y has logrado aplicar los 7 pasos para curar tu alma, no permitas que ninguna excusa emocional te lleve directo a la comida otra vez. No desahogues más tus tristezas, rabias, soledad o frustraciones en la comida. No te comas tus emociones. Busca alternativas. Sé muy bien lo que se siente porque lo he vivido en carne propia. Sé lo que es volcarse en la comida y lo mal que nos hace, y también sé lo gratificante que es tomar decisiones conscientes que nos llevan por mejor camino. A mí me tomó años ir comprendiendo mi gordura emocional, de dónde venía y cómo curarla. Por eso escribí este libro, para compartir contigo en solo unas páginas aquello que a mí me tomó mucho tiempo comprender.

Recién ahora, en retrospectiva, puedo identificar algunos de los momentos clave en los que algo me hizo clic por dentro, momentos en que pensé, ¡Ahhh, ahora entiendo! El primero llegó en Caracas. Esos dos años y medio que viví en la capital de Venezuela para mí fueron esenciales porque fue ahí donde al fin me pude comprometer conmigo mismo, enfocarme en mí, en mi carrera, y fue el lugar en el que comencé a descubrir el peso emocional que llevaba por dentro, lo empecé a identificar.

Unos años más tarde, en Dallas, Texas, cuando me puse a leer más sobre fisicoculturismo, sobre los músculos, sobre la anatomía, hice clic otra vez. Comencé a comprender la conexión que tenía todo lo fisiológico con la parte psicológica de nuestro ser, con nuestra mente, con nuestras emociones.

Luego experimenté un sacudón personal en Los Ángeles, California, cuando una devastadora y fulminante bancarrota que me dejó a la deriva y se convirtió en el mejor regalo para despertar mi verdadera pasión y vocación, llevándome a es-

cribir mi primer libro *De gordo a galán*. Ahí fue la primera vez
que saqué a la luz todo lo que sentía. Fue cuando finalmente
entendí lo que me había pasado, y fue como una pieza que me
hacía falta para completar el rompecabezas de mi alma. Ese
fue el momento en que realmente comencé a sanar mi gordura
emocional.

Uno de los últimos clics definitivos llegó con la creación del
plan de dieta Yes You Can!. Con ese paso en mi historia comprendí mi verdadera misión de vida, mi propósito de existir.
Entendí por qué y para qué estoy en esta Tierra, mi compromiso con Dios y con todos ustedes.

Como verás, es un proceso de años, que incluye pasitos
pequeños y otros más grandes, metas a corto, mediano y largo
plazo. Nunca sabes dónde o con qué forma puede aparecer
una lección o un regalo que te ayudará a comprender aún más
la profundidad de tu gordura emocional, por lo que te pido que
siempre estés presente, conectado y atento a lo que te ocurre.
No les tengas miedo a tus emociones. Están ahí para ayudarte;
te están tratando de comunicar algo más grande; préstales
atención para así poder equilibrar cualquier momento tóxico
antes de que se instale en tu alma por años.

> *No les tengas miedo a tus emociones.*
> *Están ahí para ayudarte; te están tratando*
> *de comunicar algo más grande.*

Yo sigo trabajando en mi desarrollo personal y lo seguiré haciendo de por vida, porque siempre hay algo nuevo por aprender. Es más, hace poco aprendí una nueva lección que hoy
quiero compartir contigo. Fue una realización que me alivianó
el alma y me trajo una sensación de paz que hace mucho que
no sentía. Fue un momento de aceptación total, de perdón,
fue cuando por fin pude hacerme mejor amigo de mi gordito
interior.

• • •

Mi relación con mi gordito interior se ha ido desarrollando a través de los años y, como todas las relaciones, ha ido evolucionando. El camino más bien ha sido una montaña rusa de emociones y sentimientos encontrados que recién ahora se me han aclarado e iluminado. Todo comenzó a desatarse el 27 de octubre de 1997, cuando declaré que ese día moría aquel gordito. En ese entonces pensaba que lo podía matar y seguir de largo, pero luego me di cuenta de que esa parte seguía dentro de mí. Entonces, en la conclusión de mi primer libro, *De gordo a galán,* decidí darle alas a ese gordito y dejarlo volar. Lo liberé. Sin embargo, después de compartir mi historia en público, después de fundar Yes You Can!, aprendí que ese gordito que pensé que había liberado en realidad era una parte esencial de mi historia. No tenía que matarlo, ni liberarlo, ni alejarlo, sino más bien aceptarlo, compartirlo y amarlo, pero me tomó dieciocho años de peleas y luchas internas llegar a esta última conclusión. Recién en octubre de 2015 aprendí la lección invaluable que ahora quiero compartir contigo.

Me fui dando cuenta de que aún estaba allí, de que pasó muchos años dormido, despertándose de vez en cuando para hacerme sentir nuevamente ciertos miedos, ciertas inseguridades, cierta rabia, lo cual me dio a entender que ese gordito víctima aún yacía dentro de mi alma y saboteaba mis sueños cuando se le antojaba. Al comprender que no lo podía matar, al darme cuenta de que no había tomado vuelo cuando yo pensé que lo había liberado, aprendí a canalizar toda esa rabia que le tenía por todo lo que me había hecho sufrir, en un control riguroso que le aplicaba cada vez que se asomaba a molestar. Cada vez que sentía que me iba a boicotear algo, lo agarraba por el brazo, le metía un gran pellizcón y lo encerraba en un cuarto oscuro en mi alma para que dejara de interferir con mis pensamientos y emociones. Le quería demostrar que el que mandaba ahí era yo y que tenía que dejar de molestarme o sufriría las consecuencias.

Un día, mientras hablaba con mi guía de programación neurolingüística, le conté todo esto y me respondió con una pregunta bien simple pero increíblemente acertada: "¿Y eso te funcionó?". Sumido en mis pensamientos, contemplé mi respuesta y le dije que sí me había funcionado cuando lo había aplicado a mis relaciones personales, pero que en otras áreas de mi vida realmente no me había funcionado como yo esperaba. "¿Y qué crees que deberías hacer?", me preguntó. No supe qué contestarle. Me había acostumbrado a tratar a mi gordito interior de esta forma y no se me ocurría qué otro camino podía tomar.

Al observar mi silencio, ella cambió de estrategia y me hizo la siguiente pregunta. "¿Dónde está la persona madura, el empresario, el que tiene las metas claras... en qué mano está?". Como respuesta, le hice señas con mi mano derecha. "¿Y dónde ves al gordito que vive dentro de ti, el que reacciona defensivamente, el que tienes que controlar a los golpes?". Entonces le mostré mi mano izquierda. De lo que no me había dado cuenta era de que la mano del empresario estaba abierta, relajada, libre, en control, y la mano que representaba a mi gordito interior la tenía cerrada en un puño, tensa, reprimida. Miré hacia mis manos y quedé atónito. No lo podía creer. Me quedé loco porque fueron respuestas totalmente inconscientes, sin embargo, mi físico estaba claramente representando mis emociones.

El problema que estaba en proceso de descubrir en ese momento era que yo seguía peleando con mi gordito interior porque sentía que siempre interfería en lo que más deseaba, me hacía explotar con mis seres queridos y hasta insultar a gente que realmente aprecio. Bastaba que algo o alguien fuese importante para mí, para que saliera mi gordito interior y me hiciera sabotearlo con una explosión de ira y esas palabras punzantes a las que había recurrido tantas veces de adolescente como protección.

Mi guía me explicó que el problema con lo que había aprendido a hacer con el gordito —eso de encerrarlo en un sótano y amarrarlo en una silla para controlarlo, para que dejara de interferir— era que en vez de controlarlo como yo creía, estaba abusando de él, lo estaba maltratando... *me estaba maltratando a mí mismo.* Seguía castigando a esa parte de mí, mi gordito interior, por todo lo que me había hecho sufrir. Lo metía en un lugar oscuro para pellizcarlo, golpearlo, amarrarlo, asfixiarlo, todas acciones desesperadas para que de una vez por todas me obedeciera y respetara al adulto que era ahora. Y sí, cuando intimidas a alguien, cuando lo encierras en un cuarto y le amarras la boca, eso puede funcionar por un rato. Me había funcionado hasta ahora. Había logrado controlar muchas de esas explosiones repentinas, pero era una solución temporaria. No puedes mantener a tu gordito amarrado y castigado para siempre. En algún momento reaparecerá. Al final, al reprimirlo, me estaba reprimiendo a mí mismo y tenía que cargar con el dolor de tener una parte de mí escondida y castigada.

¡Imagínate todo el esfuerzo y energía que conlleva asegurarte de que todo eso que no te gusta de ti se mantenga encerrado en tu interior para que no vaya a asomar su nariz en tu vida! Ese esfuerzo y energía los podría haber dedicado a algo positivo en mi vida, pero eso no lo sabía en aquel entonces. Es más, con un psicólogo hasta llegué a hacer una representación gráfica de esta gordura emocional que estaba tratando de controlar a toda costa.

En una sesión, esa persona me pidió que dibujara algo que representara todos los comportamientos que no me gustaban de mi gordito interior. Me dio un lápiz y un papel y lo primero que se me vino a la mente fue una cucaracha, y eso fue lo que dibujé. A esa cucaracha le pusimos la letra "S" de supresor, porque trataba de suprimir todos mis sueños y era algo que tenía que controlar a toda costa. Entonces, me fui de esa sesión imaginando a mi gordito interior como una cucaracha. ¡Qué feo pensar que dentro de mí estaba viviendo una cucaracha! Sin embargo, en ese momento no lo veía así. Me aferré de esa imagen a tal punto que empecé a poner la letra "S" por todas partes para recordar a esa cucaracha que debía controlar. Puse una S en mi carro, al lado del televisor, en mi teléfono, en mi computadora. La idea era tenerle el ojo puesto al supresor para reprimirlo apenas quisiera aparecer en mi vida.

Cuando Alicia, mi guía, escuchó todo este cuento, se quedó callada un segundo y luego me preguntó: "¿Y dónde vive tu gordito interior?". Le dije que yo sentía que vivía en mi corazón. "¿Te das cuenta que me estás diciendo que dentro de ti… vive una cucaracha?". Me dejó helado. No lo había pensado ni visto de esa manera, pero realmente me abrió los ojos. Habíamos dado en el clavo. ¡Yo no quería hospedar una cucaracha en mi corazón! Una cucaracha es un insecto que puede producir daños y bacterias, contamina, produce asco, repulsión, deja virus, alergias. Según dicen, los sueños a veces reflejan nuestros más grandes miedos, son producto de nuestras preocupaciones y temores diarios. Y soñar con cucarachas es un aviso de que necesitas hacer un cambio drástico en tu vida, un cambio de actitud. Dicen que su mensaje es hacernos saber que necesitamos hacer una metamorfosis personal. Yo no quiero estos sentimientos dentro de mi corazón. Yo día a día aspiro a sentirme feliz, satisfecho y agradecido por lo que me toca vivir.

Al darme cuenta de todo esto fue que pude por fin trabajar lo que yo espero que tú también logres hacer con tu gordito interior: aceptarlo, perdonarlo y amarlo. Aprendí que en vez de tratar esa parte mía con tanto rigor, pánico y rabia, tenía que cuidarla, consentirla, quererla, protegerla, amarla. En vez de pellizcar a esa parte mía cuando se sale con una de las suyas, lo que ahora hago es agarrarla de la mano, mostrarle el camino correcto, abrazarla, quererla. Le digo que no tenga miedo, que juntos vamos a poder triunfar. He dejado de reprimir y castigar a ese gordito interior y a todas las emociones que representa, y poco a poco he ido reemplazando ese rigor con amor, perdón y educación.

Para consolidar esta transformación que estaba ocurriendo

en mí, había llegado la hora de hacer ese gran cambio de vida, transformar a esa cucaracha que había creado para representar a mi gordito interior, en algo positivo. Esa cucaracha que habitaba mi corazón y representaba dolor ahora tenía que ser algo que me llenara de luz y esperanza. Lo primero que se me vino a la mente fue una estrella.

Siempre me han gustado las estrellas, tanto así que cuando era pequeño me encantaba subir al techo de mi casa a ver las estrellas en el cielo. Paradito ante la inmensidad del cielo nocturno, me gustaba imaginarme cómo vivirían las personas en otros países, en otros lugares tan diferentes a mi pueblo, y cómo verían ellos las estrellas. ¿Las verían igual que yo? Siempre me había llamado la atención vivir en Estados Unidos, por lo que también me preguntaba: "¿Serán en Estados Unidos las estrellas igual que las que estoy viendo yo aquí en Venezuela?". Me podía quedar horas perdido en ese pensamiento mirando al cielo estrellado. Hasta hoy en día, una de las cosas que más me fascina hacer es ir a la playa de noche a ver las estrellas.

Así fue que el siguiente paso que di fue el de transformar esa cucaracha en una estrella. Las estrellas representan ilusiones, esperanzas, brillo, prosperidad, renacer; representan lo positivo, la luz universal. Esto es lo que siempre he buscado sentir cada día de mi vida. De esa manera, no solo me llenaré de luz por dentro, sino que cada vez que alguien se encuentre a ese gordito, se encenderá con su luz y, en vez de agredir, ese gordito interior podrá iluminar su vida. Con lágrimas en los ojos mi gordito volvió a recuperar su sonrisa y su luz en ese instante. Jamás se me había ocurrido ver a mi gordito interior —aquella figura que tanto deseaba controlar, tapar y guardar, de la cual me había avergonzado por tantos años— como una luz que podría iluminarme a mí y a los seres a mi alrededor. Fue uno de los mejores cambios de perspectiva que hasta ahora he experimentado.

Para lograr este cambio, para transformar a esa cucaracha en una estrella, comencé por el perdón. Lo perdoné y me perdoné por culparlo de todas la veces que me había arruinado relaciones, posibilidades de trabajo, oportunidades, le perdoné todo lo que tanta rabia y frustración me había causado. Al ir perdonando a esa parte interior de mí, empecé a hacer las paces con ese niñito que me había atormentado por tanto tiempo. Aprendí a dejar ir la ira que sentía por él y, en su lugar, aceptarlo, amarlo, agradecerle. Le agradecí porque la realidad es que, si no fuese por él, no estaría donde estoy hoy. Ese gordito ahora es la estrella en mi corazón, en mi espejo, en el cielo, ese gordito es mi campeón. Gracias a él y a su increíble historia puedo hoy ayudar, motivar y transformar la vida de millones de personas alrededor del mundo. Gracias a mi gordito puedo tener y gozar de propósito y pasión diarios e iluminar la vida de mi gente latina y decir Yes You Can!

Al finalizar todo este proceso de transformación, ese gordito sonriente, libre, alegre, diferente y ganador me gritaba que nuestra misión ahora era iluminar la vida de cada persona, ser feliz, encontrar el amor, la salud y la libertad financiera. Ahora somos uno, ahora mi pasado se une con mi presente para lograr el futuro.

Hoy, con treinta cuatro años, me doy cuenta de que no perdí años de mi vida buscando esta respuesta, sino que invertí muchos años en alcanzar esta libertad, esta paz emocional que hoy disfruto, y no podría haber llegado sin los 7 pasos esenciales que hemos explorado juntos en este libro. Primero me comprometí conmigo mismo, luego descubrí e identifiqué mi gordura emocional, después aprendí a definir metas claras, creé muchísimas afirmaciones y tableros de visualización, tomé acción e hice de mis hábitos nuevos costumbres duraderas y finalmente descubrí la importancia de vivir en el presente, en el ahora. Al pasar por cada uno de estos pasos, al darme el tiempo necesario para comprenderlos, digerirlos y ponerlos en acción en mi vida, pude por fin desbloquear mis emociones y realmente liberar e unirme a mi gordito interior. Lo perdoné, lo acepté, lo aprendí a amar y al lograr esta transformación tan especial es que ahora puedo usar su luz única para iluminar nuestro camino.

Hoy reconozco a ese gordito dentro de mí, lo aplaudo, lo valoro, le agradezco. Hoy confirmo su propósito en mi vida. Eres tú, gordito, quien me recuerda de dónde vengo, dónde estoy y hacia dónde voy. Cambié el "por qué me castigaste toda la vida, Gordito", a "Gracias por premiarme toda la vida, Gordito. Gracias por existir en mi vida y ser mi gran regalo de Dios".

Espero que este libro, estos 7 pasos, mi historia y todos los consejos de vida que he aprendido y compartido aquí contigo te ayuden a alivianar tus sentimientos, a adelgazar tu gordura emocional, a sanar tu alma y a transformar a tu gordito interior. Ese es el camino que te llevará a la paz, la libertad y a la felicidad por dentro y por fuera. Está en ti, está en tus manos, tú tienes esa luz adentro de ti, sólo necesitas animarte a descubrirla. Aquí estaremos siempre mi gordito y yo para apoyarte, inspirarte e incentivarte con nuestra luz a descubrir e iluminar tu propio camino. ¡TÚ LO MERECES! Yes You Can!

¡Ponlo en práctica!

TRANSFORMA TU OSCURIDAD EN LUZ

Ahora te toca a ti. Quiero que aprendas a transformar aquella oscuridad que te viene pesando por dentro en la luz que iluminará tu camino de ahora en adelante. Agarra de la mano a tu gordito interior y sigue estos 7 pasos:

1. Toma un lápiz y un papel y escribe el nombre o dibuja la imagen que sientes representa a tu gordito interior, aquel nombre o aquella imagen con la que has cargado todos estos años. Deja a un lado el papel y continúa con los siguientes pasos.

2. Acéptate. Acepta a tu gordito interior, deja de rechazarlo, de castigarlo, es una parte esencial de tu vida y es hora de abrirle la puerta y mirarlo

y decirle: "Ya no eres más mi enemigo. Ya no te tengo miedo".

3. Perdónate. Deja de culpar a tu gordito interior por todo lo malo que ha ocurrido en tu vida. Abrázalo y perdónalo. Perdónale la rabia, la frustración y la tristeza que te puede haber causado en el pasado.

4. Haz las paces. Ahora que has aceptado, abrazado y perdonado a tu gordito interior, haz las paces con esa parte tuya. Dile "Ahora ya no me vas a controlar más, ahora estamos los dos unidos, yendo por el mismo camino. Te voy a cambiar de nombre, te voy a ver como una luz que ilumina mi vida", y deja ir aquel pasado doloroso para así dar lugar a un presente más glorioso.

5. Agradécete. Agradece a tu gordito interior, porque si no fuese por él y por todo lo que han vivido juntos, no estarías hoy aquí, mejorando tu vida y reenfocándote en tus sueños y tu felicidad.

6. Ámate. Ha llegado la hora de amar a ese gordito interior. Llena tu alma de amor y transforma de una vez por todas esa oscuridad que te ha causado tanta angustia, en la luz que te brindará tanta felicidad.

7. Ahora vuelve a tomar el papel y escribe un nuevo nombre o dibuja una nueva imagen de tu gordito interior, algo que represente tu nueva aceptación, perdón, paz, agradecimiento y amor hacia ese ser lleno de luz que vive dentro de ti. Yo transformé mi cucaracha en una estrella. Asegúrate de que el nuevo nombre o la nueva imagen que decidas usar te ilumine y te llene de amor. Eso es lo que te mereces en esta vida.

DOCE

Alinea tu cuerpo, mente y alma

ESTA TRAVESÍA QUE hemos hecho juntos explorando los 7 pasos para adelgazar tus emociones ha sido increíble. Sé que al terminar de leer estas páginas estarás embarcado en el viaje hacia la transformación por dentro que tanto te mereces. Con estas herramientas estás logrando reenfocar tu mente y alma en lo que tú más deseas, en lo que te hace bien; vas por buen camino. Ahora ha llegado el momento de nuevamente reenfocarte en tu cuerpo, ese barco que te transporta por la vida, ese avión que te lleva a alcanzar tus sueños. Ese cuerpo al que tanto trabajo le has dedicado para alivianarlo por dentro también merece ser alivianado por fuera, no solo por tu salud, sino por tu bienestar en general. Es hora de alinear tu cuerpo, mente y alma.

Me imagino que te estarás preguntando: "Pero, ¿por dónde empiezo?". Obviamente tienes que buscar un plan de dieta y ejercicio; sin embargo, hoy mismo puedes comenzar a desintoxicar tu cuerpo y redirigirlo hacia un camino más saludable con los cinco consejos a continuación.

1. LIMPIA LA DESPENSA DE TU COCINA
Para comenzar a desintoxicar tu cuerpo, es importante que empieces por tu despensa, ese lugar al cual te diriges cuando te pica el hambre, cuando se te antoja algo. Tómate un tiempo

para quitar todas las tentaciones de tu despensa. Si dejas los mangos enchilados o los buñuelos a la vista, ¿acaso no te los vas a comer? ¡Claro que sí! Es como si dijeran tu nombre. Así que quítalos. Saca todos los alimentos procesados y llenos de azúcar y reemplázalos con productos saludables. Así, cuando te den ganas de comerte alguito, si lo único que tienes a mano es saludable, es mucho más probable que logres comer mejor. Aquí te dejo una lista con alimentos que no solo son saludables, sino que, siguiendo una dieta con porciones controladas, también te ayudarán a bajar de peso.

- *Grasas saludables*: No toda grasa es mala. Hay varios aceites en el mercado que son alternativas saludables que podemos usar a la hora de cocinar, así como alimentos con grasa saludable que nos ayudan en nuestra dieta:
  › aceite de canola, maíz, oliva y soya
  › aguacate
  › mantequilla de maní y almendra
  › queso *cottage* bajo en grasa

- *Proteínas*: Las proteínas son alimentos muy importantes cuando estamos a dieta, así que asegúrate de siempre tener alguna a mano. Estas incluyen:
  › carne
  › claras de huevo
  › mariscos
  › pavo
  › pescado
  › pollo

- *Carbohidratos*: Muchas dietas piden eliminar los carbohidratos de tus comidas, pero ¿sabías que los carbohidratos ayudan a que tu cuerpo produzca la serotonina, un neurotransmisor que afecta nuestro estado de ánimo y nos ayuda a sentirnos bien por dentro? Eso es un hecho. Ahora el tema es que sepas elegir los buenos carbohidratos y que tengas en cuenta que el mejor momento para comerlos es a la hora del desayuno o almuerzo, para así darle tiempo al cuerpo para convertirlos en energía. Las mejores fuentes de carbohidratos incluyen:

> arepas de maíz asadas al horno
> arroz, pan y pasta integrales
> avena
> batata (camote, boniato)
> frijoles, lentejas y garbanzos
> frutas
> maíz
> yuca al horno o al vapor

- *Bebidas*: No hay nada más importante que beber agua. Siempre tienes que tener una botella o un jarro de agua a mano; es lo más saludable y lo que más te hidrata. Si quieres alguna otra bebida para complementar toda el agua que estarás bebiendo a diario, evita a toda costa las bebidas repletas de azúcar, y dirígete más bien a esta lista:

> jugo de limón natural (hecho en casa con agua y limón y sin azúcar)
> café
> infusiones de frutas (nuevamente, sin azúcar)
> té verde
> agua de Jamaica

- *Postres*: En Yes You Can! hemos creado una gran lista de recetas de postres saludables para saciar esas ganas de algo dulce. Además de estas recetas, puedes tener a mano en tu despensa lo siguiente:

> galletas integrales
> gelatina sin azúcar

> Chicles sin azúcar
> yogur sin grasa y sin azúcar

2. DESINTOXICA TU CUERPO

Sea que te saliste de tu dieta o estás por empezar una nueva, estos consejos a continuación te ayudaran a hacer un detox —es decir, a desintoxicar tu cuerpo y eliminar lo que no necesitas—. Seguir estos consejos e incluir estos alimentos en tu día a día durante una semana te ayudará a volver a tu rutina habitual de comidas saludables o te preparará para comenzar tu dieta.

* *Agua*: El agua aumenta la oxigenación de la sangre y así se vuelve más eficiente la hidratación de las células de tu piel. Tomando agua sacas todas estas toxinas de tu cuerpo a través de la orina, así que en esta semana de detox, te recomiendo que tomes al menos un galón de agua al día.
* *Alcachofa*: La alcachofa no solo es deliciosa, sino que es uno de los alimentos con más antioxidantes que puedes comer y ayuda muchísimo a regular el funcionamiento de tu hígado. Limpia tu sistema porque tiene dos fitonutrientes —cinarina y silimarina— que ayudan al hígado a producir bilis, muy importante para la digestión de grasas y la eliminación de toxinas. Además, tiene un efecto diurético y regenera las células del hígado.
* *Avena*: La avena tiene una buenísima cantidad de fibra que nos ayuda a reactivar nuestro sistema digestivo y empezar a expulsar del cuerpo todas las toxinas y deshechos que no necesitamos. Sólo consumir la avena regular (sin sabor), idealmente como desayuno, y no mezclarla con frutas.
* *Limón*: Gracias a su contenido alto en vitamina C, el limón contribuye a transformar las sustancias tóxicas

del organismo en agua, eliminando los desechos rápidamente. Bébelo con agua e inclúyelo en tus comidas.

- *Pescados de agua fría*: Los pescados de agua fría, como el salmón y las sardinas, contienen grasas saludables y omega 3 que reducen la inflamación y optimizan tu sistema inmunológico, ayudando a tu cuerpo a mantenerse libre de toxinas. Además, la grasa buena sirve como lubricante para tus intestinos, ayudándote en el proceso de la digestión.

- *Té verde*: Esta bebida te ayuda a quemar calorías, te da energía, te ayuda a limpiar tu organismo y a regular tu funcionamiento digestivo, así que haz del té verde tu bebida obligada en esta semana de detox. Toma 2 tazas de té verde al día, frío o caliente, sin azúcar. Trata de no tomarlo muy tarde en el día o en la noche para que puedas dormir bien.

- *Vegetales crudos*: Incluir vegetales crudos en tus comidas es la mejor manera de aportarle fibra a tu cuerpo y además de eso hidratarlo. Es importante que los incluyas en todas tus comidas para que puedas tener todas las vitaminas, minerales y desintoxicantes que tu cuerpo necesita.

3. MUÉVETE

¡Muévete donde quiera que estés y acelera los latidos de tu corazón! No necesitas vivir en el gimnasio ni ser adicto al ejercicio. No importa si estás en la oficina, en tu casa, esperando el bus o donde sea; siempre puedes hacer algo por tu cuerpo. A través del sudor puedes eliminar muchas toxinas, así que te recomiendo que te pongas a bailar, limpia las plantas, sube y baja escaleras, sal a caminar, a correr, a andar en bicicleta. ¡Ejercítate! Hazlo al menos tres veces por semana durante treinta y cinco minutos.

4. PLANEA TUS COMIDAS

Ahora que tienes a mano listas de comidas saludables para incluir en tu despensa, así como aquellas que te ayudarán a desintoxicar tu cuerpo, la clave es planear tus comidas. Este es un paso importante porque si no planeas el menú de la semana, es posible que caigas en la tentación de comer algo fuera de tu dieta. Planear tus comidas también te ayuda a mantenerte enfocado cuando sales al supermercado a hacer las compras. Si te atienes sólo a tu lista, es mucho más probable que no compres aquellos alimentos procesados que tanto tientan pero que tan mal hacen. En la página 264 encontrarás una muestra del menú de un día. Úsalo como inspiración y motivación para continuar con tu viaje saludable.

5. PRACTICA LOS 7 PASOS PARA ADELGAZAR TUS EMOCIONES

Mientras incorporas estos consejos en tu vida, por favor no te olvides de continuar trabajando en los 7 pasos para adelgazar tus emociones. Recuerda que cuerpo, mente y alma van de la mano, son uno. No debes ponerle toda la atención a una sola parte e ignorar las otras dos. Así que mientras desintoxicas tu cuerpo y aprendes a comer más saludablemente, no te olvides de seguir practicando los 7 pasos:

- Comprométete contigo mismo una y otra vez.
- Identifica cualquier problema que aparezca como piedra en tu camino para despejarlo.
- Define tus metas, revísalas y, al lograrlas, ponte nuevas metas.
- Continúa creando y repitiendo tus afirmaciones de acuerdo a cada etapa de tu vida.
- Utiliza tu tablero de la visualización y ponlo al día según lo que estés viviendo.
- Sigue tomando acción y manteniendo hábitos saludables y duraderos.

- Y enfócate en el maravilloso presente, en el hoy, que es nuestro regalo de Dios.

MENÚ DEL DÍA

Ahora te dejo con un regalito, un avance de lo que será mi próximo libro. Sí, mientras tú terminas de leer estas páginas, yo estoy poniéndole todo mi amor e inspiración en mi siguiente proyecto: un libro de recetas que te ayudará a bajar de peso con sabrosas comidas latinas que te deleitarán el paladar. Aquí te regalo una muestra de recetas que, combinadas, sirven para alimentarte un día entero. Úsalas también como inspiración para reenfocarte en tu dieta y encaminarte hacia el bienestar físico, mental y emocional que tanto te mereces. ¡Gracias por acompañarme. Nos vemos en el próximo libro! Yes You Can!

DESAYUNO
Waffles de proteína
1 porción
½ taza de harina de avena
1 batido de proteína Yes You Can! Diet Plan sabor Choco-Brownie
1 huevo
3 claras de huevo
1 cucharadita de polvo de hornear
1 cucharada de linaza o chía (opcional)
1 cucharadita de extracto de cacao
1 pizca de canela en polvo, al gusto
Sirope de chocolate sin azúcar, para acompañar

1. Mezcla todos los ingredientes (menos el sirope) en un envase.
2. En una waflera, agrega ⅓ de la mezcla y cocina hasta que esté dorado.

3. Repite paso 2 hasta que se termine tu mezcla.

4. Puedes acompañar con sirope de chocolate sin azúcar.

SNACK
Champiñones rellenos de carne
2 porciones

1 cebolla, cortada en cubos
½ pimiento rojo, cortado en cubos
½ pimiento verde, cortado en cubos
1 diente de ajo, picado
4 champiñones medianos para rellenar
Spray para cocinar
6 onzas de carne molida
½ cucharada de mostaza
Sal y pimienta, al gusto
1 limón

1. Precalienta el horno a 350°F.

2. Lava muy bien los vegetales y quítales los tallos a los champiñones.

3. En una sartén rocía spray para cocinar y, a fuego medio, saltea la carne con la cebolla, los pimientos y el ajo hasta que la cebolla esté traslúcida.

4. En un bol, vierte la carne, cebolla, pimientos y ajo, mézclalos con la mostaza y sazona con sal y pimienta al gusto.

5. Rellena los champiñones, colócalos en una bandeja de hornear cubierta ligeramente con spray para cocinar y hornealos de 15 a 20 minutos.

6. Retíralos del horno y espera a que enfríen unos 5 minutos.

7. Sírvelos con unas gotitas de limón encima y disfruta de esta rica receta de champiñones rellenos de carne.

ALMUERZO
Tostones de carne
1 porción

½ plátano verde, pelado y cortado en rodajas gruesas
3 onzas de carne de falda
Sal, al gusto
1 hoja de laurel
Spray para cocinar
1 cebolla grande, cortada en cubos pequeños
½ pimiento rojo, cortado en cubos pequeños
1 diente de ajo, picado
¼ taza de puré de tomate natural
1 pizca de comino
1 pizca de pimienta negra

1. Precalienta el horno a 350°F.
2. En una bandeja de horno, pon las rodajas de plátano verde y hornéalas por 30 minutos o hasta que estén doradas.
3. Retira el plátano del horno y aplasta las rodajas con un plato hasta tener los tostones.
4. Vuelve a meter en el horno el plátano aplastado hasta que quede completamente dorado, de 10 a 15 minutos.
5. Mientras tanto, en una olla cubre la carne con agua y agrega una pizca de sal y la hoja de laurel, y cocina a fuego medio por 20 minutos o hasta que la carne esté blanda.
6. Luego, quita la hoja de laurel, escurre la carne, reserva el caldo y desmenuza o deshilacha la carne.
7. Calienta una capa delgada del spray para cocinar en una sartén mediana a fuego medio alto y agrega la cebolla, el pimiento y el ajo. Sofríelos de 2 a 3 minutos.
8. Agrega la carne desmenuzada, el puré de tomate, el comino y un poco del caldo reservado, y revuelve bien. Cocina por unos 10 minutos a fuego medio.

9. Sirve el plátano, agrégale sal al gusto, ponle la carne encima, báñalo con un poco del caldo reservado ¡y disfruta con tu ensalada favorita!

SNACK DULCE
Flan de vainilla
1 porción
1 taza de agua
1 sobre de gelatina sin sabor
1 batido de proteína de vainilla Yes You Can! Diet Plan
2 sobres de edulcorante
Canela, al gusto

1. Calienta media taza de agua, sírvela en un tazón y diluye el sobre de gelatina.
2. Agrega el batido de proteína Yes You Can! Diet Plan, los sobres de edulcorante, media taza de agua fría y mezcla bien, revolviendo por unos segundos.
3. Coloca la mezcla en moldes de silicón.
4. Refrigera por 20 minutos y desmolda.
5. Puedes agregar canela para decorar.

CENA
Ceviche de mero
6 porciones
2 libras de mero, limpio de piel y espinas
Sal y pimienta, al gusto
6 limones verdes
1 cebolla, picada
1 pimiento rojo, cortado en tiritas
1 puñado de cilantro fresco, picado
6 hojas de lechuga, para acompañar
Vinagre de manzana, al gusto

1. Corta el pescado en trozos finos, luego en trozos más pequeños y colócalos en una ensaladera.
2. Sazona con sal y pimienta y cúbrelos totalmente con el jugo de los limones.
3. Agrega la cebolla, el pimiento y el cilantro.
4. Tapa la ensaladera y guárdala en la nevera por aproximadamente 1 hora.
5. El limón hará su efecto de cocción, y si el mero ha perdido transparencia y está opaco, significa que está cocido.
6. Sirve con lechuga, rociada con un salpicón de vinagre de manzana, sal y pimienta al gusto, ¡y disfruta!